医療秘書教育全国協議会 編
新 医療秘書実務シリーズ　5

社会福祉関連法規

出嶋陽介・安部正美・澄川良一　共著

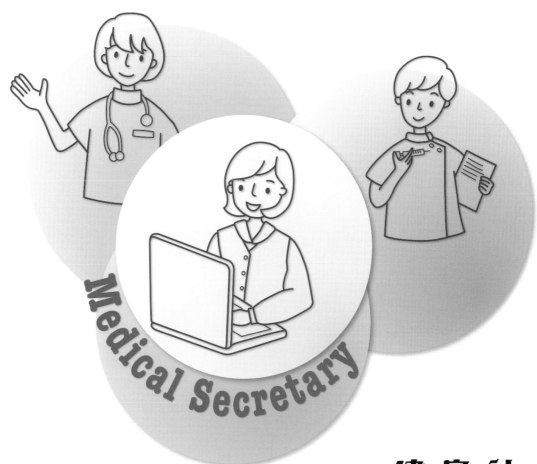

Medical Secretary

建帛社
KENPAKUSHA

新 医療秘書実務シリーズ刊行にあたって

　本シリーズは 1993 ～ 1994 年に初版を刊行し，2001 ～ 2003 年に改訂版を刊行した。その後の保健医療制度・行政を概観すると以下のようなトピックが挙げられる。

- ・窓口負担 3 割引き上げ（03 年）
- ・新医師臨床研修制度導入（04 年）
- ・医療制度改革大綱（05 年）
- ・診療報酬の大幅マイナス改定（06 年）
- ・後期高齢者医療制度スタート（08 年）
- ・医師事務作業補助者の配置（08 年）

　また，7：1 看護師体制による看護師不足，DPC（診断群分類）適用，医師の事務作業負担の軽減化を目途に 2008 年に導入された「医師事務作業補助者」制度をはじめ，高度先進医療技術の導入，高齢者医療への対応，患者へのサービス向上，医療事故対応，地域医療福祉連携など，現今の病院・医療施設の取り組むべき課題は増加の一途である。

　従来，医療事務といえば，単に窓口の処理業務程度にしか考えられない面があったが，近年は，病院 IT 化の進展に伴う電子カルテによるレセプト事務作業の近代化等により，医療秘書・医療事務職に求められる能力に期待が高まりつつある。病院によっては，「医師事務作業補助者」のグループをつくり病院経営に大きく貢献しているところもある。

　一部に「医療崩壊」が喧伝される状況のなか，医事担当者がもつ統計データ，諸制度・施設基準等に関する知識，病院運営と管理に関する経験とノウハウを活用することは，今や病院の経営戦略に必須である。

　医療秘書・医療事務職の体系的な教育に日本で最初に取り組んだ医療秘書教育全国協議会の会員校は現在 142 校，賛助会員は 41 企業・団体にのぼる。上記のような医療業界の変化に対応した新しい実践テキストの刊行が切に望まれていたところである。

　この度，医療秘書・医療事務職の業務と教育に深い理解をおもちの各専門分野の諸先生が，「新 医療秘書実務シリーズ」を編纂されたことは，まことに時宜を得たもので，医療秘書養成諸学校の教員各位ならびに学生にとってたいへん意義深いものであると考える。

　また，保険医療機関の現場で指導に当たる方々，現場での業務に日々携わっておられる実践家の皆様にもおおいに役立つテキストと信じている。

　執筆に当たられた諸先生方の労を多とし，併せて新シリーズ刊行にご尽力された協会事務局ならびに出版に携わられた建帛社に御礼申し上げるしだいである。

2012 年 1 月

医療秘書教育全国協議会検定試験委員長
学校法人 大阪滋慶学園　常務理事

橋 本 勝 信

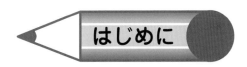

はじめに

　本書は，新医療秘書実務シリーズ全巻の改訂を機に，シリーズに新たに加える新刊として刊行された。シリーズには6冊の既刊があり，医療事務職に必要な知識を広範に学習できるラインナップとなっているが，本書の刊行に伴い『医療用語』を医学シリーズへと移行させたため，全6巻というシリーズの構成点数に変更はない。

　本書の刊行は，医療事務職の職域が拡大していることをその理由としている。具体的な契機は，以下の2つの制度改正である。

　ひとつめは，「地域における医療及び介護の総合的な確保の促進に関する法律」（平成元年法律第64号）第1条において，「地域において効率的かつ質の高い医療提供体制を構築するとともに地域包括ケアシステムを構築することを通じ，地域における医療及び介護の総合的な確保を促進する措置」を講じると規定され，地域包括ケアシステムという医療と介護の連携体制の構築が推進されることとなったことである。

　ふたつめは，2015（平成27）年の「医療法」第7次改正において，地域医療連携推進法人制度が導入され，医療機関相互の機能分担と業務の連携を推進する方式が創設されたことである。すなわち，医療機関と介護事業所が一体化した法人の設立が認められるようになり，医療機関の多角的な運営や経営が可能となったことである。

　さらに，人権意識が高まり，かつ高齢社会が進行する中で，医療もさることながら福祉にも重点を置いた社会基盤を構築することが求められる。医療機関は介護などの福祉分野へ業容を拡大し，地域包括ケアを実践していくことが将来像として描かれる。医療事務職もその潮流の中で，職務範囲が拡大することになる。今や医療事務職の職場は病院や診療所に限られず，介護施設や障害者施設で職務に従事することもありえる。患者に対する包括ケアを効率的に行うという目的からも，医療事務職に就く者は医療関連法規のみならず社会福祉関連法規の知識も備えている必要がある。

　本書は大きくⅢ部構成となっている。第Ⅰ部では社会保障全般の知識を理解できるよう，社会保障の概念や歴史など，以後の理解を深めるための総論を述べている。第Ⅱ部では社会福祉制度とその関連法として生活保護法，児童福祉法，各種の障害者立法など法律的な側面から基本事項を解説する。第Ⅲ部は介護保険制度の全般的な説明と具体的な給付内容を解説し，実務に役立てるための基礎を築いていくものとした。とりわけ，第Ⅱ部と第Ⅲ部は実務でも重要な部分となるので，医療事務職として実践的な業務を行えるよう，理解を深め，活用してもらいたい。

　本書が，社会福祉制度や介護保険制度の理解を深める一助となり，将来期待される医療事務職の実務に貢献できることを願っている。

　2021年9月

執筆者を代表して　　出 嶋 陽 介

目　　次

Chapter 3 　社会福祉および介護保険を理解するための基本事項 30

第Ⅱ部　社会福祉制度

第Ⅲ部　介護保険制度

| Chapter 10 | 介護保険制度の概要 | 116 |

| Chapter 11 | 介 護 保 険 法 | 124 |

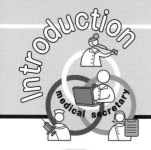

社会福祉関連法規を学ぶ意義

1 地域連携における医療事務職の業務

　医療事務職は，診療部門や看護部門と異なって，医療業務に直接従事するものではないが，病院の運営や経営にかかわる重要な業務を担っている。例えば，患者対応などの受付業務，入院業務，患者負担金の請求など，患者と接する機会が多い医療支援系事務部門だけでなく，人事，総務，財務経理など患者と接することがほとんどない運営管理系事務部門の業務もある。このことから，医療事務職の業務範囲は非常に広いのである。

　さらに，地域完結型医療を推進するという，厚生労働省の近年の政策から，医療事務職は自院の運営のみならず，他の医療機関や福祉施設との連携を果たしていく役割が強く求められている。

　地域連携部門が病院で普及した背景には，厚生労働省が**医療機能分化**と**地域完結型医療**を推進したことがある。すなわち，重篤でない患者が規模の大きい医療機関に集中し，必要な医療が必要とする患者に行き渡りにくくなった。このことから，初期の医療を地域の診療所（かかりつけ医）が担当し，専門的な医療が必要な場合には紹介状を通じて病院で高度な医療を受診するという仕組みの導入と推進が進められた。これによって効率的な医療資源の活用とスムーズな医療の提供を実現しようという構想である。

　この施策を踏まえ，病院に「地域連携室」と呼ばれる部署（「医療連携室」や「地域医療連携室」という名称の場合もある）が設置され，地域完結型の医療を実現するために，自院と他の医療機関や介護施設などをつなぐ役割を果たすのである。

　地域連携室の主な業務は，地域医療機関からの紹介の受付や調整，地域医療機関からの検査予約と検査結果のフィードバック，患者の退院支援，介護保険や福祉制度に関する相談などである。地域連携室に配置された医療事務職は，その連絡や調整業務を行う。

2 患者の QOL を高めるための連携とそのための知識の必要性

　近年，医療機関は医療の提供に限られず，経営多角化の動きがみられる。例えば，介護施設や介護専門学校を設置する医療法人が徐々に増えている＊。経営資源の確保という意味もあるが，それ以上にひとりの患者の診察・治療にとどまらない**包括的ケア**を実践しようという医療機関の意欲の表れと考えられる。別の言い方をすれば，継続的にケ

　＊**多角化の例**：一例をあげれば，恩賜財団済生会は，病院，診療所，介護老人保健施設の開設に加えて，特別養護老人ホーム，デイサービスセンター，地域包括支援センターなどの運営にも積極的である。

アが必要な人に適切なフォローをし，患者の QOL（生活の質）を高めていこうという
ものである。この場合，患者の退院に際して，地元で療養生活を送れるよう**退院支援**を
行うことになる。そして，地域連携室は患者の今後の生活や経済状況などを見ながら，
福祉施設への入所手配を行ったり，行政に支援を要請したりするのである。

　それゆえ，医療事務職は，地域連携医療を効果的に提供するためにも，社会福祉制度
そのものや関連立法のみならず，介護保険制度への理解が必要となるのである。例えば，
貧困が理由で支払いが困難な患者には生活保護法の医療扶助や介護扶助を利用するよう
手配することが望ましいだろう。また，介護保険の利用に際しては市町村に利用申請を
行うことが求められるが，その際に必要書類を整えて申請の手助けを行うことも考えら
れる。

　診療報酬の退院支援加算を請求するために，社会福祉士の資格を有する**医療ソーシャ
ルワーカー（MSW）**が配置されるが，医療事務職は MSW と協力しながら患者の相談
および支援を行うことになるので，やはりそれらの知識があると業務が円滑に進むので
ある。

第Ⅰ部　社会保障制度

　第Ⅰ部では，弱者救済の国家的制度である社会保障制度について，概念，歴史，財源，実施組織を中心に概説する。

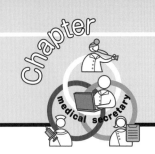

社会保障制度の概念

社会保障の概念と理念　1

1 社会保障の概念

（1）歴史的にみた弱者救済と国家の役割

　私達は自由な社会の中で日常生活を営んでいる。そして，その生活から発生するリスクは原則的に個人の責任，すなわち自己責任で処理することが求められる。例えば，疾病や負傷などに対する備えは，各自が健康管理を行って健康維持に努めたり，万が一入院すれば医療費がかさむので不意の支払いができるよう貯蓄にいそしんだりすることは当然の話だ。

　しかし，個人には各々差異があり，非常に健康で通院することがない者から，持病などで日常的に通院が必要な者までいる。また，稼得能力が高い者から無資力の者までいる。そういった差異を無視して，一括りに自己責任で片づけるのは，いささか無理がある。誰しもが疾病や貧困に悩まされたくないし，それを望む者もいない。それにもかかわらず，自分の力で抗（あらが）うこともできずに疾病や貧困に苛（さいな）まれるところまで自己責任を求めるのは，ある意味で過酷なことだろう。そのため，傷病者や障害者などの社会的弱者，貧困者などの経済的弱者を公的に支援する必要が出てくる。それが**社会福祉**なのである。社会福祉は，**社会保障**の一領域を構成する（p. 7 参照）。

　社会福祉制度の理解を深める前に，なぜ弱者を公的に支援するに至ったのか，社会保障という大きな枠組みを軸に，歴史的な背景から見ていくことにしよう（表 1 － 1 ）。

　世界史で学んだように，16 〜 18 世紀の絶対主義国家の下では厳格な身分制が存在し，土地と身分に束縛された社会の中で，個人の自由はかなり制限された。その後，近代市民革命を経て，絶対主義体制が崩壊した 18 世紀以降の欧米では，その反省から自らの責任で選択決定するという考え（**自由主義**）が普及した。つまり，個人は，土地や身分から解放され，かつ自由と平等が保障された結果，富を求めて資本主義経済社会に参加するようになったのである。

　しかし，それは同時に資本家と労働者という貧富の格差を発生させる結果となった。労働者は資本家の言いなりとなり，労働力を切り売りするだけの存在となっていったのだ。当時の近代国家は，個人の活動の自由を重んじるという**消極国家（夜警国家）**という形態ゆえに，失業や貧困対策は放置された。そして，国家が失業・貧困対策に力を入

表1－1　中世から現代に至るまでの国家の役割の類型

16～18世紀 絶対主義国家	国王や君主が絶対的な支配権を掌握した時代であり，社会保障という発想はそもそも創り出されなかった。
18～19世紀 近代国家	身分制から解放された国民が資本主義経済に組み込まれ，その多くは労働力と交換に賃金をもらう都市労働者と化していった。労働者は貧困や失業に陥っても国家的救済を受けられなかった（消極国家・夜警国家）。
20世紀～ 現代国家	近代国家で貧困や失業が社会問題となったため，国家が積極的に弱者救済の役割を担うようになった（積極国家・福祉国家）。

れなかったことで，治安の悪化や人たるに値する生存が脅かされるようになった。このことから，20世紀以降，国家の役割に経済的または社会的弱者の救済が追加され，やがて**積極国家（福祉国家）**へと発展していった。例えば，ドイツの**ヴァイマール憲法**（1919年）は，資本主義国で社会権を保障した最初の憲法として有名である。

要するに，弱者救済という歴史的背景が社会保障を創り上げていったのである。

（2）社会保障の概念

今や，「社会保障」という言葉自体は日常生活上の用語として浸透し，誰しもが耳にする言葉であろう。しかし，社会保障という言葉を耳にしても，それが一体どのような内容であるのか，初学者には想像がつきにくい。というのは，社会保障の概念については，世界共通の定まった認識や定義が存在していないからである。したがって，それがどのようなものかを説明するのが簡単でないのも事実である。

それにもかかわらず，本書のテーマである社会福祉関連法規を学習するにあたっては，社会保障という概念の中で社会福祉がどのような位置付けになるのかを理解することが大切である。いくつかの事例を引きながら，社会保障の説明から始めていこう。

まず，資本主義国で，社会保障という言葉を公的かつ最初に使用したのは米国であった。そのきっかけは，1929年の世界恐慌（大恐慌）後に就任したルーズヴェルト米国大統領がニュディール政策の一環として1935年に**社会保障法**（Social Security Act）を成立させたことである。その狙いは，世界恐慌による失業や社会不安などの増大を鎮静化させるためであった。またその内容は，老齢年金，失業保険，公的扶助を中心とするものであり，医療保険の要素は欠いていた。なお，この立法は改正を経て，今日の米国の社会保障制度の源流となっている。

この後，社会保障という言葉は，**大西洋憲章**（1941年）にも使用され，世界的に普及していくことになった。もっとも，大西洋憲章はドイツを中心とした枢軸国と対抗することを意識したものであり，社会保障を真正面から規定したものでなかったことに注意しなければならない。

このような潮流は，**国際労働機関**（ILO）や英国のベヴァリッジ報告に影響を与えたとされている。大西洋憲章から3か月後，国際労働機関は第25回総会（1941年）にお

いて**大西洋憲章の支持に関する決議**を採択し，その後，太平洋戦争が熾烈極まる中で開催された第26回総会（1944年）で**国際労働機関の目的に関する宣言**，いわゆる**フィラデルフィア宣言**が採択された。フィラデルフィア宣言第3節に社会保障に関連する記述が見受けられるので，該当部分を以下に引用する。

総会は，次のことを達成するための計画を世界の諸国間において促進する国際労働機関の厳粛な義務を承認する。

(a) ～ (e)【略】

(f) 基本収入を与えて保護する必要のあるすべての者にこの収入を与えるように社会保障措置を拡張し，かつ，広はんな医療給付を拡張すること。

(g) すべての職業における労働者の生命および健康の充分な保護

(h) 児童の福祉および母性の保護のための措置

(i) 充分な栄養，住居ならびにレクリエーションおよび文化施設の提供

(j)【略】

フィラデルフィア宣言は，社会保障という概念を明確にすることはなかったが，社会保障を意識した文言は，(f) から (i) である。詳細は後述するが，(f) は**公的扶助**，(g) は**社会保険**，(h)**社会福祉**，(i) は**保健医療・公衆衛生**に相当するものと考えられる。

また，1942年に公表された英国の「社会保険および関連サービス」，いわゆる**ベヴァリッジ報告**は，第二次世界大戦後の英国の社会保障制度の基礎となったものである。それによると，**社会保障**とは，所得が失業，疾病または災害によって中断された場合にこれに代わるための，また老齢による退職，他の人の死亡による扶養の喪失，さらに出産，死亡および結婚などに関する特別の支出を賄うための所得を保障することを意味する，とある。要するに，ベヴァリッジ報告が念頭に置いた社会保障とは，社会保険を中心とした所得保障という意味合いのものであった。

他方，日本についてはどうだろうか。太平洋戦争までの大日本帝国憲法には，弱者救済の人権である社会権がそもそも保障されていなかったこともあり，弱者救済は恩恵的なものに過ぎなかった。

しかし，終戦の翌年，1946（昭和21）年に公布された**日本国憲法の第25条**は生存権を保障し，弱者に対する国家的救済を責務とすることから，社会保障制度が確立されていくようになった。ことに，1950（昭和25）年に公表された社会保障制度審議会の**社会保障制度に関する勧告**（**昭和25年勧告**）では，社会保障制度についての定義を与えている。それによると，「社会保障制度とは，疾病，負傷，分娩，廃疾，死亡，老齢，失業，多子その他困窮の原因に対し，保険的方法又は直接公の負担において経済保障の途を講じ，生活困窮に陥った者に対しては，国家扶助によって最低限度の生活を保障するとともに，公衆衛生及び社会福祉の向上を図り，もってすべての国民が文化的社会の成員た

るに値する生活を営むことができるようにすることをいうのである。」とされている。

　このことから，日本の社会保障制度は，制度的な観点から**社会保険**，**公的扶助**（国家扶助），**社会福祉**，**公衆衛生**の４つに分類されるのである（表１－２）。

表１－２　社会保障制度審議会に基づく分類と立法例

社会保険	公的扶助	社会福祉	公衆衛生
・国民健康保険法 ・健康保険法 ・厚生年金保険法 ・国民年金法 ・労働者災害補償保険法 ・介護保険法	・生活保護法	・児童福祉法 ・母子及び父子並びに寡婦福祉法 ・身体障害者福祉法 ・老人福祉法 ・児童手当法	・予防接種法 ・地域保健法 ・感染症の予防及び感染症の患者に対する医療に関する法律 ・下水道法

　また，同じく社会保障制度審議会が1993（平成５）年に公表した「**社会保障将来像委員会第一次報告～社会保障の理念等の見直しについて～**」によると，社会保障の概念を以下のように示している。

　まず第一に，社会保障は，国民の生活の安定が損なわれた場合に，国民にすこやかで安心できる生活を保障する制度である。社会保障は，歴史的には救貧や防貧のためのものとして発展してきたが，今日ではそれより広く国民に安定した生活を保障するものとなっている。

　第二に，社会保障は，給付を行うことによって国民の生活を保障する制度である。各種の規制を行うことで国民の生活を健康で安全なものとするものもあるが，このような規制は他の多くの公共政策とかかわっており，必ずしも社会保障に限られるものではない。

　第三に，社会保障は，国や地方公共団体の責任として生活保障を行う制度である。国民が生活困難の状態に陥った場合，あるいは陥ろうとする場合，国民自身やその家族が自らの力でそれを克服しようと努めるだけでなく，社会のさまざまな人々や組織が手を差し延べて，困難な状態から抜け出すための援助を行うこともある。社会保障は，これらの中でも国や地方公共団体が公的責任として国民の生活を支えるものである。

　以上のことから，社会保障とは，「国民の生活の安定が損なわれた場合に，国民にすこやかで安心できる生活を保障することを目的として，公的責任で生活を支える給付を行うものである」ということができる。

　1993年の定義は，昭和25年勧告のそれと比較すると，緩やかで，生活保障を目的とした公的責任による給付と包括的な定義付けをしている。これは，戦後の日本国が壊滅した状況にある中で国民を窮乏から守るという目的から軌道修正したものであるといえ

る。すなわち，経済が成熟し，太平洋戦争敗戦直後と比較して国民生活がある程度安定したことを踏まえて，今後を見据えた社会保障の拡大を想定したものと推測できる。

2　社会保障の理念

　社会保障の理念，すなわち社会保障はどうあるべきなのだろうか。1995（平成7）年に公表された**社会保障制度審議会勧告（平成7年勧告）**によると，社会保障の基本的理念とは，広く国民に健やかで安心できる生活を保障することであると表現されている。

　これは，戦後直後の昭和25年勧告が，戦後の混乱期の中でいかにして最低限度の生活を保障するか，という現実的な理念を提示したのとはアプローチが異なっている。

　また，高度経済成長によって社会保障制度の財源調達が可能となり，それによる制度の改善と拡充を経て，国民生活に必須のものとなっていることを踏まえて，21世紀に向けて社会保障を充実させるためには，広く国民に健やかで安心できる生活を保障することを基本理念とするのである。

　さらに給付の対象が日本社会を構成するすべての人びとに広がっているだけでなく，給付に要する負担（例えば，社会保険料や租税）も国民であり，その国民が社会保障を支え，つくり上げていくことから，「社会保障制度は，みんなのためにみんなでつくり，みんなで支えていくものとして，21世紀の社会連帯のあかしとしなければならない。これこそ今日における，そして21世紀における社会保障の基本理念である。」とも述べている。

　以上のような考えは，将来に向かって進行する少子高齢化と人口の急速な減少を意識し，安定的な社会保障制度の運営は，国家の責務のみならず，国民の積極的な参加によって達成できるものであることを示唆している。要するに，少子高齢化と人口減少は現役世代から徴収する社会保険料や租税の減収が懸念され，その結果，社会保障制度の運営が財政的に厳しくなることはほぼ確実である。それゆえに，現在の社会保障制度が将来に向かって改編されていく可能性は否定できないし，それを示唆するものとみることができる。

欧米における社会保障の歴史 ②

1 貧民救済から始まった英国

　15世紀末には資本主義経済が始動した英国では，農民が都市労働者化し，その結果，雇用にありつけなかった人びとは貧困にあえぐようになった。そして，それはやがて治安の悪化などの社会不安となったことが**エリザベス救貧法**（1601年）の制定につながった。しかし，この法律は世界初の貧民対策立法であったが，同時に貧民取締法であったことも理解しておかなければならない。1834年には救貧法の改正が成立し，公的に救貧政策を実施するという救貧行政の原則を確立したが，それでもなお救済抑圧的な性格は残ったままであった。

　その後，19世紀末の大不況を経て，1905年成立の自由党内閣で社会立法を複数制定し，リベラルリフォームという弱者対策を全面的に打ち出した。なかでも，疾病保険と失業保険を内容とする**国民保険法**（1911年）は，英国で創設された社会保障制度として説明される。

　現在は，先に述べたベヴァリッジ報告の内容が具体化された形で，①年金，失業，傷病による就労不能にかかる給付，雇用・支援手当，遺族関連給付を総合的に行うという一元化された国民保険，②全住民を対象に原則無料で提供される国営の国民保健サービス（NHS），③地方自治体による高齢者や障害者に対する社会サービスの提供という仕組みとなっている。

2 世界で最初に近代的な社会保険を制度化したドイツ

　ドイツでは，ドイツ帝国の宰相であったビスマルクが19世紀終盤に世界初の社会保険制度を創設した。これは，**疾病保険法**（1883年），**労災保険法**（1884年），**老齢・障害保険法**（1889年）を内容としていた。

　当時のドイツでは，社会主義運動が活発であったことから，ビスマルクは「飴と鞭」の対応をした。つまり，社会主義者鎮圧法を制定して社会主義者を弾圧する一方で，労働者の雇用や失業不安を解消するため，国が保険者となり事業主と労働者の各々が保険料を負担して給付するという社会保険方式を導入したのである。そして，この社会保険方式は，後に各国の社会保障に継承されていくのであった

　ビスマルクによって確立された社会保険方式は，その後のドイツにおいても発展しな

がら踏襲されており，現在は，①年金，医療，介護保険の社会保険，②公衆衛生，③公的扶助，④民間団体も一部関与する社会福祉という構造となっている。

3 自助を前提とした米国

　先述したように，米国では，世界恐慌による失業や社会不安などの高揚を鎮静化させるために，**社会保障法**（1935年）を成立させたことが社会保障の始まりであった。現在のヨーロッパや日本のように，全方位的に弱者対策に取り組むのではなく，個人の自己責任を重視しているため，連邦政府や州政府による援助は限定した範囲で行われる。

　現在は，大部分の有業者に適用される**老齢・遺族・障害年金**（Old-Age, Survivors and Disability Insurance；OASDI），高齢者および障害者に対する**メディケア**と低所得者などに対する**メディケイド**という公的医療保険（いずれも1965年創設），高齢者や障害者などの属性に対応した公的扶助制度などがある。しかし，日本の生活保護制度のような連邦政府による統一的な公的扶助，すべての国民を対象にした公的医療保険，介護保険のようなものは存在しない。

日本の社会保障の歴史 3

　先に述べたとおり，日本で公的ないしは国家的なものとして社会保障が確立されたのは太平洋戦争後になってからだが，明治期にその萌芽を見出すことができる。ここでは，太平洋戦争終了前と終了後に分けてみていくことにしよう。

1 明治初年から太平洋戦争終了まで

（1）窮民対策

　1874（明治7）年の**恤救規則**（じゅっきゅうきそく）は，日本で初めて国家的な施策として貧民救済を定めたものである。しかし，その条件として，まず人民相互の情誼（じょうぎ）（**相互扶助**）によるべきとし，それが不可能な場合に限り，無告の貧民（身寄りのない貧困者）に米代を支給するというものであった。したがって，給付の条件は厳しかった。

　1929（昭和4）年の**救護法**は，恤救規則に代わる立法であった。救護法制定の背景には，1923（大正12）年の関東大震災，1929年の世界恐慌などによる貧困者の急増があった。その方法は，居宅救護，またはそれが不可能な場合に養老院や孤児院などの施設救護が実施された。なお，救護法は**旧生活保護法**の原型であり，それが施行される1946（昭和21）年まで運用された（表1-3）。

表1－3　恤救規則と救護法の特徴

立法名	対象者	給付内容	その他
恤救規則	障害者，70歳以上の重病もしくは老衰者，労働能力のない病者，13歳以下の者のなかでも独身かつ労働能力のない極貧の者	居宅者に対する米代の支給	慈恵的扶助（慈善事業）
救護法	貧困であり，かつ65歳以上の老衰者，13歳以下の児童，妊産婦，障害者	居宅救護または施設救護による生活扶助，医療・助産・生業扶助，埋葬費の支給	国家の責任による公的扶助（社会事業）

（2）医　　療

　1922（大正11）年の**健康保険法**は，現業労働者（ブルーカラーワーカー）を対象にした初の医療保険であった。これは激化する労働運動を鎮静化させ，かつ軍需労働力を確保するための措置として，ドイツの疾病保険（医療保険）を参考に導入されたものであり，給付内容は疾病，負傷，死亡，分娩の4種類であった。

　その後，1938（昭和13）年には農業従事者などを対象とした**国民健康保険法**，1939（昭和14）年には年金保険を兼ねた**船員保険法**，非現業労働者（ホワイトカラーワーカー）を対象にした**職員健康保険法**が制定された。国民健康保険法の制定は，大正と昭和の相次ぐ恐慌と東北地方での凶作が背景となって農村における貧困と疾病を防ぎ，かつ医療を確保するという背景があった。なお，職員健康保険法は，1942（昭和17）年に健康保険法が改正された際に統合された。

　要するに，これらは，富国強兵政策を推進していくための"飴と鞭"の飴として立法化されたという背景があり，現在のように国民の健康保持を国の責務とする立場とは大きく様相を異にしていたのであった。

（3）年　　金

　年金制度の源流は，明治時代初期の軍人や官吏を対象とする**恩給制度**から始まった。その後，医療保険と年金保険を兼ねた**船員保険法**（1939年），**労働者年金保険法**（1941年）が制定された。時代背景的には，太平洋戦争が始まる直前であり，年金という飴で戦争遂行のための労働力を確保し生産力を拡充することや，年金保険料で戦費調達を行うことなどが関係していた。そうして，工場等の男性労働者を被保険者とした制度が創設されたのである。1944（昭和19）年には，法律名を**厚生年金保険法**に改め，被保険者の範囲を非現業労働者や女性にも拡大した。つまり，現行の厚生年金保険法は労働者年金保険法が源流となっている。

② 太平洋戦争終了後から現在まで

太平洋戦争の敗戦を迎えた日本は，GHQ（連合国軍最高司令官総司令部）の占領下で大日本帝国憲法を廃止し，1946（昭和21）年に**日本国憲法**を施行した。そこでは，大日本帝国憲法には保障されなかった**社会権（生存権，教育権，勤労権，労働基本権）**を初めて規定し，それを受けて，同年**旧生活保護法**が制定されたのであった。旧生活保護法は，1950（昭和25）年に改正され，現行の生活保護法に至っている。その他には，1947（昭和22）年に**児童福祉法**，1949（昭和24）年に**身体障害者福祉法**が制定され，生活保護法と併せて**福祉三法**と称された。

さらには，**社会福祉事業法**（1951年），**精神薄弱者福祉法**（1960年），**老人福祉法**（1963年），**母子福祉法**（1964年）が制定された。このうち，社会福祉事業法は**社会福祉法**（2000年）に，精神薄弱者福祉法は**知的障害者福祉法**（1999年）に，母子福祉法は母子及び寡婦福祉法（1981年）を経て，**母子及び父子並びに寡婦福祉法**（2014年）に法律名の変更と改正が行われた（表1－4）。

表1－4　福祉三法と福祉六法

福祉三法	福祉六法
・生活保護法 ・児童福祉法 ・身体障害者福祉法	左記の福祉三法に加えて ・知的障害者福祉法 ・老人福祉法 ・母子及び父子並びに寡婦福祉法

また，**国民健康保険法**の改正（1958年）と**国民年金法**の制定（1959年）を通じて，1961（昭和36）年から**国民皆保険・皆年金制度**が始まった。これにより，すべての国民は何らかの公的医療保険と公的年金保険に加入する義務が課されると同時に，全国民を対象に医療および年金給付が行き渡る仕組みが整備されたのであった。

それ以外にも，1947年に**失業保険法**（現在の**雇用保険法**），**労働者災害補償保険法**が制定され，戦前には見られなかった労働者保護が社会保障制度に加わることになったのである。

近年では，少子高齢化の進行や雇用構造の変化などで，新たに1997（平成9）年に**介護保険法**が制定され，社会保険方式によって介護の社会化がなされた。2005（平成17）年に，障害種別にかかわりなく必要なサービスを受けられるようサービス利用の仕組みを一元化し，かつ利用者にも原則1割の利用者負担を求めるという**障害者自立支援法**（2013年，障害者の日常生活及び社会生活を総合的に支援するための法律，いわゆる**障害者総合支援法**に改正された）が制定された。その背景には，社会福祉基礎構造改

革（2000年）が関係していた。2006（平成18）年には，**老人保健法**を全面改正する形で，**高齢者の医療の確保に関する法律**を制定し，満75歳以上の高齢者から患者負担1割で医療給付を行う仕組みが2008（平成20）年4月から始まった（表1−5）。

　2014（平成26）年には，**社会保障と税の一体改革**に関連する立法が成立し，年々増加する社会保障費用の財源確保と全世代を対象とした社会保障の充実のために，**消費税**を引き上げることが眼目とされた。そして，消費税は社会保障4経費（少子化対策・医療・介護・年金）に充てられることが明らかにされたのである。

表1−5　窮民対策，医療，年金に関する立法略史

年代	窮民対策	医　療	年　金
1870	（1874）恤救規則		
1920	（1929）救護法	（1922）健康保険法	
1930		（1938）国民健康保険法 （1939）船員保険法・職員健康保険法*	（1939）船員保険法
1940	（1946）旧 生活保護法	（1942）改正 健康保険法	（1941）労働者年金保険法** （1944）厚生年金保険法
1950	（1950）改正 生活保護法	（1958）改正 国民健康保険法	（1954）改正 厚生年金保険法 （1959）国民年金法
1960			
1970			
1980		（1982）老人保健法***	
1990			
2000		（2006）高齢者の医療の確保に関する法律	

＊　　職員健康保険法は，1942年に健康保険法に統合された。
＊＊　　労働者年金保険法は，1954年に厚生年金保険法に改められた。
＊＊＊　老人保健法は，2006年に高齢者の医療の確保に関する法律に改められた。

【参考文献】
・平成23年版厚生労働白書
・芝田英昭・鶴田禎人・村田隆史：新版 基礎から学ぶ社会保障，自治体研究社，2019.
・西村 淳編著：入門テキスト 社会保障の基礎，東洋経済新報社，2016.
・古橋エツ子編：新・初めての社会保障論〔第2版〕，法律文化社，2018.

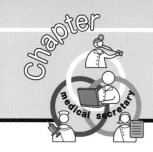

2 社会保障制度の概要

社会保障制度の基本構造と体系 1

Chapter 1では社会保障という概念と歴史を中心にみてきたが，ここでは社会保障が現代社会において果たす機能，社会保障制度の基本構造，そしてその体系についてみていこう。

1 社会保障の機能

『平成29年版厚生労働白書』によると，社会保障の機能には，生活安定・向上機能，所得再分配機能，経済安定機能があるという（図2－1）。

（1）生活安定・向上機能（リスク分散機能）

日常において，私たちが就労したり勉強したりという社会生活を営むと，必然的にさまざまな問題に直面する。例えば，疾病，負傷，死亡，老齢，貧困，介護などである。誰もが病気に罹患したり，負傷したりする可能性があり，もしそうなると，医療費がかさんだり，収入が減ったりして，それまでの生活を維持できなくなってしまう。社会保障は，そういったことをすべて自己負担や自己責任で済ませるのではなく，社会全体で支えていこうとするものである。例えば，一部の自己負担額で医療サービスや介護サービスを受けられたり（**現物給付**），自活が困難になった際には生活費を支給したり（**現金給付**）することで，ひとりの人がすべてのリスクを背負うのではなくて，社会全体で，かつ公的に背負うという仕組みをとるのである。そうすることで，個人の安定した生活が保障され，安心がもたらされる。このような考えは，「将来のリスクを背負うのはお互い様だから，お互いに助け合おう」という**相互扶助**の考え方を基盤としている。

（2）所得再分配機能

資本主義社会の下では，労働者は使用者に雇用され，労働力を提供する対価として賃金を支払われる。そして，各自がその能力を活かして所得を稼ぐのが原則である。しかし，ひとたび不景気になると，使用者は雇用調整をして，労働者を解雇することもある。それゆえ，労働者は所得を失い，失業者や貧困者となってしまうリスクを抱える。資本主義社会においては，一面で避けられないことであるが，それを放置していたのでは格差はさらに拡大し，人びととの間の社会的不平等感が増し，ひいては人たるに値する生存

や社会不安を招きかねない。

　そこで，社会的衡平を実現するために，高所得者にはその所得に応じて比例的に租税や社会保険料を負担してもらい（**累進的負担**），逆に低所得者にはその負担を軽減させ，加えて社会保障上の給付を受給できるようにする。例えば，生活保護制度は，高所得者から貧困者への所得再分配という性質をもつ。これを**垂直的再分配**という。また，**水平的再分配**というものもあり，これは健康な者から病者へ再分配（同一所得階層間での再分配）するという仕組みである。健康保険がその例となる。さらには，年金保険のように，現役世代から高齢世代への**世代間再分配**というのもある。

（3）経済安定機能

　経済学の世界では，**ビルトインスタビライザー（景気の自動安定化装置）**として説明される。つまり，社会保障上の給付が景気を安定させる役割を果たすというものである。例えば，不景気のときには所得が下がって生活が厳しくなり，また社会全体としても消費が落ち込んでしまう。その反面，所得の減少によって所得税の負担は軽くなり，さらに失業者には失業給付，貧困者には生活保護が支給される。このような負担軽減や給付が一定の消費支出を促し，景気の下支えをするというものである。経済学でいえば，**有効需要**＊の創出を意味する。つまり，消費を萎縮させないことが，社会保障の機能としてあるといえる。

> ＊**有効需要**：貨幣支出に裏付けされた需要と経済学で説明される。例えば，高級ブランド服飾店で20万円のドレスが販売されていたとしよう。ある人がその店頭のショーウインドで，「あのドレスが欲しいけど，高くて手に入らない」と眺めるだけなら，それは有効需要ではなく，単なる欲求でしかない。しかし，別の人が「今回のボーナスは多かったし，自分へのご褒美に買っちゃおう」と即決で購入すれば，それは有効需要となる。つまり，消費できる資金力によって実際の消費行動に繋がることを意味する。

生活安定・向上機能	所得再分配機能	経済安定機能
疾病・貧困・負傷などの事故発生	失業による貧困や窮乏	不景気による所得減少
↓	↓	↓
生計の維持困難（稼得能力の喪失）	格差拡大や不平等感の蔓延	消費の冷え込み
↓	↓	↓
公的給付の実施	高所得者からの再分配	社会保障上の給付
↓	↓	↓
安定した生活保障	社会保障上の給付	景気の下支え

図2−1　社会保障の機能

2 社会保障制度の基本構造

　社会保障制度を成立させている基本的な構造（仕組み）とはどのようなものなのか。社会保険方式と社会扶助方式（税方式），普遍主義と選別主義，現金給付とサービス給付（現物給付）という点から説明する。

　ただし，以下の説明は原則的な話であり，厳密に区分されるものではなく，同一の制度の中に共存しているものもある。例えば，生活保護についていえば，8種類の扶助のうち，生活扶助など6種類の扶助は現金給付であるが，医療扶助および介護扶助の2種類はサービス給付である。また，医療保険も診察および診療に係る部分はサービス給付であるが，埋葬料，出産育児一時金，出産手当金は現金給付となっている。

（1）社会保険方式と社会扶助方式

　社会保険方式は，疾病，老齢，失業，介護などに備えて，事前に拠出した者のみが拠出に応じて給付を受けられるというものである。医療保険，年金保険，雇用保険，介護保険などが具体例である。

　社会扶助方式は，租税を財源として，受給時の必要に応じて給付を受けるというものである。例えば，生活保護，児童手当，障害者への給付などが該当する。

（2）普遍主義と選別主義

　普遍主義とは，すべての人が同じように拠出し，すべての人が同じように給付を受けることができるというものである。年金保険，雇用保険，介護保険がその例である。

　選別主義とは，制度の対象となる人を限定し，受給資格など一定の要件を満たす人だけが利用できるというものである。例えば，生活保護，障害者への給付などである。これらの違いの大きな点は，資力要件が設定されるか否かである。

（3）現金給付とサービス給付（現物給付）

　現金給付は，現金で給付されるものであり，年金，生活保護がその例となる。

　サービス給付は，現金ではなくてサービス（現物）で給付されるというものである。介護サービス，診察および診療に関係する医療行為などがその例となる。

3 社会保障の体系

　社会保障の体系に**制度別体系**といわれるものがある*。これは，昭和25年勧告の定義（p.6参照）から導き出せるもので，それによると，社会保険，国家扶助（公的扶助），社会福祉，公衆衛生および医療を内容とする（図2-2）。

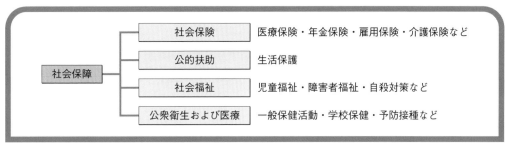

図2−2　社会保障の体系（制度別体系）

　＊他に，**目的別体系**がある。所得保障，医療保障，社会福祉を内容とする。

　　所得保障は，疾病，失業，老齢，感染症の流行などの理由により，所得の喪失や減少などが生じた場合に，所得（逸失利益）を補う給付を行うことで生活の安定を提供する。傷病手当金や出産育児一時金（医療保険），老齢基礎年金や遺族年金（年金保険），失業給付（雇用保険），生活扶助や住宅扶助（生活保護），臨時的なものとしては，COVID-19（新型コロナウイルス感染症）に関連した特別定額給付金や持続化給付金などがあげられる。

　　医療保障は，医療保険で提供されるように，疾病や負傷の治療のために医療機関が医療サービスを提供するというものである。そして，患者に過大な医療費負担がかからないよう，定率の自己負担（患者負担金）で医療サービスの給付を受けることができる。療養の給付や高額療養費（医療保険），療養補償給付（労働者災害補償保険），医療扶助（生活保護），自立支援医療（障害者福祉）などがある。

　　社会福祉は，保育サービスや児童養護施設（児童福祉），介護給付や地域生活支援事業（障害者福祉），老人福祉施設（老人福祉），自立相談支援や就労準備支援（低所得者福祉）など，自己で解決・克服が困難な問題に施設利用や相談を通じて，自立を促進させるよう支援する。

（1）社会保険

　国，自治体，公的団体が**保険者**となり，一定の要件を満たした者（**被保険者**）を強制加入させ，所得に応じた保険料を課す。そして，将来のリスクに備え，被保険者に保険事故が発生した場合には，保険者から必要な給付を行う。運営に要する費用は，被保険者が負担する**保険料**を財源とするが，それだけではなく**国や自治体による負担**（**公費負担**）もある。

（2）公的扶助

　公費を財源として生活困窮者に給付を行うものであるので，保険料を徴収することを原則とする社会保険のような方式とは異なる。また，給付の要否に**資力調査**（**ミーンズテスト**）を実施するので（**選別的給付**），調査対象者に心理的負担が伴う。

（3）社会福祉

　高齢者や障害者が安心して社会生活を営めるよう，在宅や施設におけるサービスの提供，児童の健全育成や子育て支援，ひとり親家庭や寡婦支援など，公費を財源としてサービス給付や現金給付を行う。これらは，社会保険や公的扶助では対応できない個別的支援を実施する。

（4）公衆衛生および医療

　日本国憲法第25条2項は，「国は，…【略】…公衆衛生の向上及び増進に努めなければならない。」と定めており，これを根拠に疾病予防，感染症予防，母子保健，生活習慣病対策，健康寿命の促進，食品衛生，公害防止，労働安全衛生など，行政やその他の組織によって行われる衛生活動がなされる。社会保険，公的扶助，社会福祉と大きく異なるのは，地域住民または国民の健康保持と増進のため，予防に重点が置かれていることである。COVID-19対策でなされたワクチン接種，まん延防止等重点措置，緊急事態宣言は，公衆衛生分野の好例となる。

社会保障の実施主体 2

　社会保障の実施主体は，国の組織である厚生労働省を頂点に，地方公共団体，法人などがある。

1 厚生労働省

　厚生労働省設置法第3条1項によると，「厚生労働省は，国民生活の保障及び向上を図り，並びに経済の発展に寄与するため，社会福祉，社会保障及び公衆衛生の向上及び増進並びに労働条件その他の労働者の働く環境の整備及び職業の確保を図ることを任務とする。」と定められている。同法第4条1項にはその所掌事務が列記されている。本書に関係する部分だけを抜粋引用すると，次のようになる。

> **第4条**　厚生労働省は，前条第1項及び第2項の任務を達成するため，次に掲げる事務をつかさどる。
> 　一　社会保障制度に関する総合的かつ基本的な政策の企画及び立案並びに推進に関すること。
> 　二〜七十三　【略】
> 　七十四　児童の心身の育成及び発達に関すること。

七十四の二　　【略】

七十五　児童の保育及び養護並びに虐待の防止に関すること。

七十六　児童の福祉のための文化の向上に関すること。

七十七　第七十四号から前号までに掲げるもののほか，児童，児童のある家庭及び妊産婦その他母性の福祉の増進に関すること。

七十八　福祉に欠ける母子及び父子並びに寡婦の福祉の増進に関すること。

七十九　児童の保健の向上に関すること。

八十　妊産婦その他母性の保健の向上に関すること。

八十の二　　【略】

八十一　社会福祉に関する事業の発達，改善及び調整に関すること。

八十二　生活困窮者その他保護を要する者に対する必要な保護に関すること。

八十三〜八十六　　【略】

八十七　障害者の福祉の増進に関すること。

八十八　障害者の保健の向上に関すること。

八十九〜八十九の四　　【略】

九十　老人の福祉の増進に関すること。

九十一　老人の保健の向上に関すること。

九十二　　【略】

九十三　介護保険事業に関すること。

九十四〜百十一　　【略】

　例えば，医療保険，年金保険，介護保険などの社会保険行政は**厚生労働省本省**が担当し，政策の企画および立案を担っている。また，全国8か所にある**地方厚生（支）局**では，年金保険・健康保険・保険医療機関などの指導監督を担っている（図2−3）。

　社会福祉については，子ども家庭局，社会・援護局，障害保健福祉部，老健局が事務を担当する。

2 地方公共団体

　地方公共団体では，都道府県と市町村の役割分担が明確になっている。

（1）都道府県

　都道府県は，以下を担当する。

①国民健康保険（国保）の保険者として，安定的な財政運営および市町村が行う国保事業の効率的な実施確保，国民健康保険組合への指導。

②国民健康保険および後期高齢者医療に関する保険医療機関への指導。

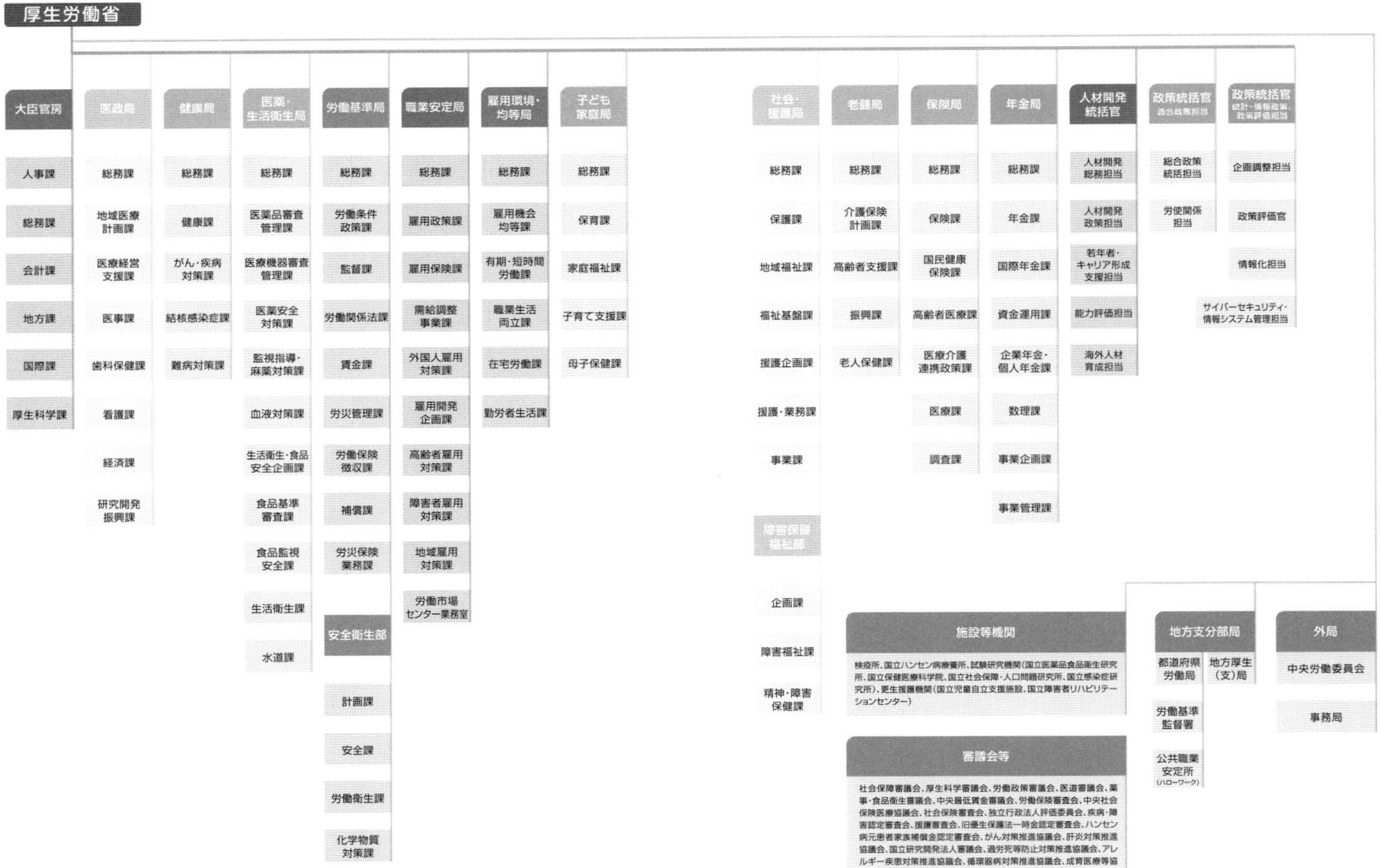

図2−3 厚生労働省の組織図

＊令和3年9月より、医薬・生活衛生局は「検疫所業務課」を加え、12課となった。

出典）厚生労働省ホームページ。https://www.mhlw.go.jp/general/saiyo/pamphlet/dl/2020-guide_16.pdf

③都道府県医療費適正化計画の策定。

④介護保険に関して，保険者である市町村に対する助言・援助，居宅サービス事業者の指定，介護保険施設の指定・許可。

また，社会福祉の専門行政機関として，福祉事務所，児童相談所，身体障害者更生相談所などが置かれている。

（2）市 町 村

市町村は，国民健康保険，介護保険，後期高齢者医療の保険者として，被保険者への給付，保険料徴収などを行う。また，市については都道府県と同じく福祉事務所が設置されている。

3 法 　 人

社会保障を担っていく組織は行政だけではない。例えば，健康保険は 2008（平成 20）年に発足した**全国健康保険協会**が，厚生年金保険や国民年金保険は 2010（平成 22）年1月に設立された**日本年金機構**が，それぞれ業務を行う。

全国健康保険協会や日本年金機構は，厚生労働省の一組織であった社会保険庁（現在は廃止）から業務移管された公的組織（公法人）である。

その他，医療機関から診療報酬請求がなされる際に，その請求が適正であるかどうか審査する組織として**社会保険診療報酬支払基金**や，各都道府県が設置する**国民健康保険団体連合会**がある。

社会福祉については，行政が設置した社会福祉施設や民間の社会福祉法人によるサービス提供がなされている。

社会保障と財源 ③

社会保障は，給付を主体とするために巨額の費用を要する。ここでは，なるべく多くの統計を紹介しながら，数値的な面から社会保障を眺めてみよう。

1 ライフサイクルでみた給付と負担

図2－4は，人のライフサイクルからみた給付と負担がどのようなものかを示したものである。このイメージからわかることは，日本の社会保障は，年少者と高齢者への給付が高くなり，現役世代は給付よりも負担が高くなる傾向にあることがわかる。先に所得再分配について説明したが，現役世代の負担は年少者や高齢者に分配されていることになる（**世代間再分配**）。

また，具体的な給付の部分でみると，「ゆりかごから墓場」まで，生涯を通じて何らかの給付が提供されていることがわかるであろう（図2－5）。

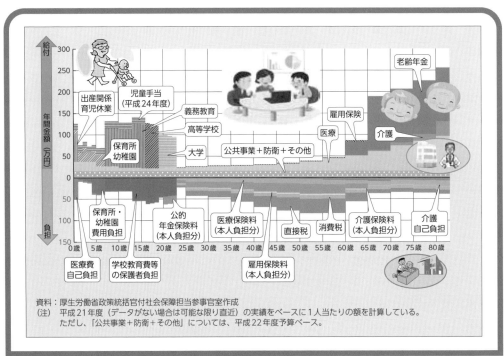

図2－4　ライフサイクルでみた給付と負担の割合

出典）平成24年版厚生労働白書，p.16。
https://www.mhlw.go.jp/wp/hakusyo/kousei/12/dl/1-01.pdf

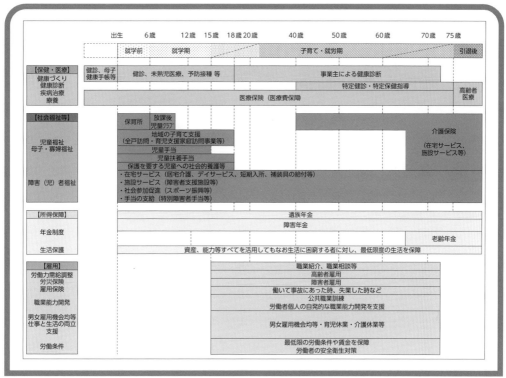

図2−5　ライフサイクルでみた給付内容

出典）平成 29 年版厚生労働白書，p.8。
https://www.mhlw.go.jp/wp/hakusyo/kousei/17/dl/1-01.pdf

2　予算措置を伴う社会保障

　社会保障は，国民が社会保険料を負担したり（**社会保険方式**），納税したり（**社会扶助方式**）することで成り立つ。また，巨額の支出を伴うので，国や地方公共団体は予算を立てて，社会保障のためにその一部を割り当てていく。

　まず，2021（令和３）年度の**国の予算***についてみてみよう。当年度は，一般会計歳入，歳出ともに約 106 兆６千億円が計上されている（図２−６）。そのうち，一般会計歳出に注目すれば，社会保障関係費が約 35 兆 8,400 億円となっている。

> ***国の予算**：一会計年度（毎年４月１日から翌年３月 31 日までの期間）における歳入（収入）と歳出（支出）の計画と定義されている。予算案は内閣によって作成され，毎年１月に始まる通常国会に提出され，国会で審議される。国会で予算案が可決されると，予算成立となり，新会計年度の予算が執行される。

　この他にも，**特別会計**（特定の事業を行うために使途が明確に設定された会計）の**社会保障給付費**として約 73 兆３千億円，地方公共団体向けへの**補助金**として 21 兆円が計上されている。

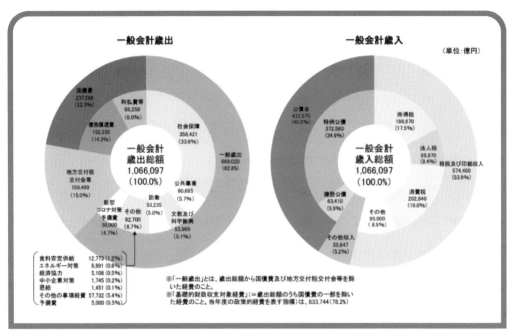

図2−6　2021年度政府予算案

出典）財務省ホームページ。
https://www.mof.go.jp/policy/budget/budger_workflow/budget/fy2021/seifuan2021/01.pdf

　　近年では，一般会計歳出に占める社会保障関係費が増額される傾向にある。過去20年間（10年単位）にみる一般会計予算歳出（当初予算）の推移を表2−1に示した。

　　一般会計予算は，年々増額される傾向にあり，毎年過去最高額を記録している。そして，比例的に社会保障関係費も増額されていることがわかるだろう。将来に向かって，適切かつ安定的な給付を確保することが今後の課題となっている。

表2−1　一般会計予算歳出における社会保障関係費とその割合

年　　度	2000（平成12）年度	2010（平成22）年度	2020（令和2）年度
一般会計予算歳出総額 うち社会保障関係費	84兆9,871億円 16兆7,666億円	92兆2,992億円 27兆2,686億円	102兆6,580億円 35兆8,608億円
一般会計予算歳出総額の うち社会保障関係費が占める割合	19.7%	29.5%	34.9%

3 社会保障の主な財源

　　社会保障財源の全体像をみてみると（図2−7），各制度の社会保険料，公費（租税）負担の割合が把握できる。例えば，生活保護は全額公費拠出である一方で，厚生年金や

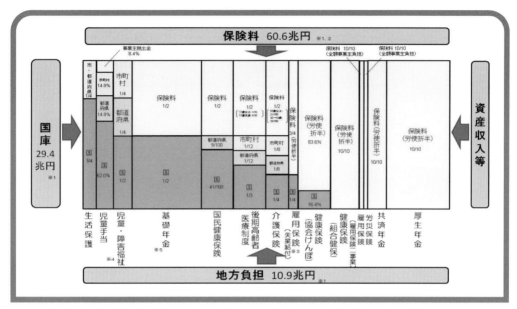

図2-7 社会保障財源の構造

出典）内閣府「経済・財政一体改革推進委員会社会保障ワーキング・グループ」第27回会議資料（平成30年10月30日），資料3-1，p.6.
https://www.mhlw.go.jp/bunya/kenkou/dl/chiiki-gyousei_03_04.pdf

　健康保険（組合健保）は全額社会保険料で賄われている。こういった負担割合の変化には制度の創設背景などが関係している。

（1）社会保険料

　日本の社会保障制度は，社会保険に基づいているものが多いことが図2-7からわかる。**社会保険**とは，法律に基づいて対象者を被保険者として強制加入させると同時に，所得に応じた社会保険料の負担をさせる一方で，法律に定められた**給付事由**（**保険事故**）が発生した場合には，給付が行われるというものである。医療保険，介護保険，年金保険，労働者災害補償保険，雇用保険がその例である。

　例えば，医療保険のうち健康保険をみてみると，勤労者の毎月の所得から健康保険料という**社会保険料**が算出され，それを雇用主と折半する形で**保険者**に納付しなければならない。そして，保険者からは，被保険者である勤労者に**被保険者証**（健康保険証）が交付される。他方で，被保険者の日常生活において疾病や負傷という保険事故が発生すれば，治療に要した医療費のうち，3割分のみを本人に負担させるのである。

（2）一般会計（公費負担）

　国の一般会計からも社会保障関係費が拠出され，社会保障制度が運営される。つまり，公費負担によるものである。例えば，社会保険方式を採用していない生活保護，児童や障害者など社会的弱者のための施設，公衆衛生は公費を投入することで運営する。その

表2－2　2021年度における社会保障関係費の主な内訳

一般会計歳出における社会保障関係費　35兆8,421億円		
主な内訳	金額	社会保障関係費に占める割合（%）
年金給付費	12兆7,005億円	35.4
医療給付費	11兆9,821億円	33.4
生活扶助等社会福祉費	4兆　716億円	11.3
介護給付費	3兆4,662億円	9.6

　ために，内閣が作成した予算案を毎年1月から始まる通常国会で審議し，成立させることで，拠出が可能となる。それ以外にも，全国民が加入する基礎年金，国民健康保険などは社会保険方式を採用しつつ，補助財源として公費を投入している。

　なお，2021年度の一般会計歳出における社会保障関係費（当初予算ベース）は35兆8,421億円であるが，財務省が公表した主な内訳は表2－2に示すとおりであり，表に示す4経費で社会保障関係費の9割を占めている。

（3）地方財政

　社会保障は，地方財政の拠出によっても運営されている。具体的には，民生費や衛生費である。**民生費**は，社会福祉費，老人福祉費，児童福祉費，生活保護費，災害救助費

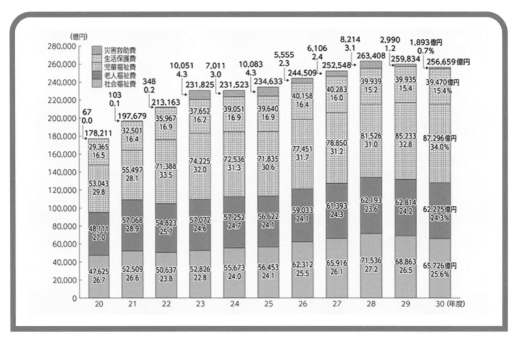

図2－8　民生費の歳出の推移

出典）令和2年版地方財政白書ビジュアル版。
https://www.soumu.go.jp/menu_seisaku/hakusyo/chihou/32data/2020data/r02czb01-04.html

を内訳とする。2018年（平成30）度でみれば，約25兆7千億円のうち，児童福祉費，社会福祉費，老人福祉費で全体の8割以上を占めている（図2−8）。

衛生費は，公衆衛生費，結核対策費，保健所費，清掃費を内訳とし，純計約6兆2千億円のうち，公衆衛生費（精神衛生および母子衛生等に要する費用）で約6割弱を占めている。

（4）利用者負担

医療保険では，治療に要した医療費のうちから原則的に3割を患者の自己負担とする。介護保険では，介護サービス利用料に対する1割分を原則的に利用者負担とする。

このように，社会保障サービスに利用者負担を求めるのは，無料化による過剰な受益を抑制することと，利用者のコスト意識を高めることにあるとされている。

社会保障の現状と問題 4

既に説明したように，社会保障は巨額の費用を投入して運営するので，確実な財源の確保が必要となる。しかし，日本の社会保障制度には懸念される問題があり，その解決が喫緊の課題となる。

社会保障の理念を「広く国民に健やかで安心できる生活を保障することである」とする，1995（平成7）年の社会保障制度審議会勧告に従えば，現在および将来の国民の生活保障が揺ぎないものでなければならない。そのためにも，直面している大きな問題とは何かを説明していく。

1 将来の人口減少と高齢化の進行

「少子高齢化」，「少子化社会」，「高齢社会」などの言葉が，日本の現状を示す日常用語となって久しい。

少子化とは，簡単に言えば，人口に占める子どもの数が減少することである。具体的には，**合計特殊出生率**（一人の女性が出産可能とされる15歳から49歳までに産む子どもの数の平均）の低下と**出生児数**の減少が特徴である。

日本では，戦後直後の第一次ベビーブーム，高度経済成長期の第二次ベビーブームを除き，合計特殊出生率は低下傾向にあり，出生児数は年々減少している（図2−9）。なお，総人口に占める15歳未満人口の割合は，12.1％であり，これも当然ながら年々下降している（2019年10月1日現在・内閣府発表）。

他方，**高齢化**も進行している。これは，総人口に占める高齢者人口（満65歳以上人口）

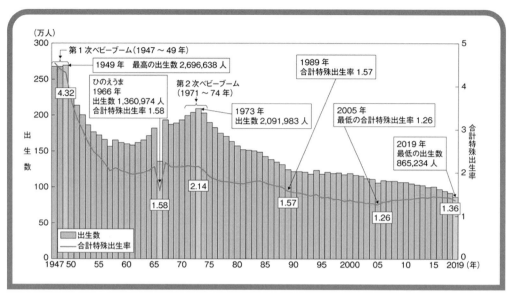

図2-9　出生率と出生児数の推移

出典）令和2年版少子化社会対策白書。
https://www.8.cao.go.jp/shoushi/shoushika/whitepaper/measures/w-2020/r02pdfhonpen/pdf/s1-2.pdf

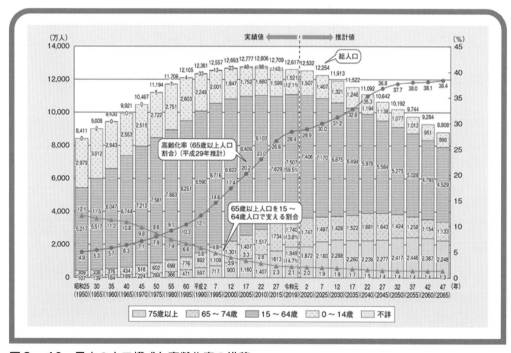

図2-10　日本の人口構成と高齢化率の推移

出典）令和2年版高齢社会白書。
https://www.8.cao.go.jp/kourei/whitepaper/w-2020/zenbun/pdf/1s1s_01.pdf

の増加と高齢化率の上昇を意味する。より具体的に言えば，将来に向かって総人口が減少していく中で，高齢者人口が増加するということである。統計によると，1950（昭和25）年時点での高齢者人口の割合は，総人口の5％に満たないものであったが，1985（昭和60）年には10％を超え，その勢いは止まることなく，2019（令和元）年10月1日現在では，28.4％に達している。そして，将来の推計では，2055（令和37）年には38.0％に達すると見込まれている（図2−10）。

　このことが意味することは，ひとつには社会保障を支える現役世代が将来に向かって先細りすることである。1950年の時点では，12.1人の現役世代（15〜64歳）で1人の65歳を支える割合であったのが（神輿型），2019年には2.1人で支えることになり（騎馬戦型），2060（令和42）年には1.4人で支えると推計されている（おんぶ型）。つまり，若年世代の負担が増すということが現在の社会保障制度の問題であり，懸念されることでもある。

　もうひとつ意味することは，次に述べるように，社会保障制度を運営・維持していく財源が厳しくなるということである。

2　財源不足の懸念

　上記のような状況は，財源確保という点で深刻なものとなる。そのひとつに，医療保険や介護保険に代表されるような社会保険においては，社会保険料を負担する現役世代が減少するため，医療保険や介護保険の財政的運営が懸念されている。もし財政的に厳しくなるようであれば，公費を投入する割合を引き上げていかなければならないだろう。加えて，増税や保険料の引き上げの可能性も大いにある。

　もうひとつは，社会保障経費として活用されている**消費税**である。消費税法第1条2項によると，「消費税の収入については，地方交付税法に定めるところによるほか，毎年度，制度として確立された年金，医療及び介護の社会保障給付並びに少子化に対処するための施策に要する経費に充てるものとする。」と定められ，年金，医療，介護，少子化の4経費に充てることが明らかとなっている。消費税は，財やサービスの消費に対して課される租税であるが，将来の人口減少と年金生活の高齢者が増加すると，消費規模が縮小すると考えられる。そうなると，消費税を主要な財源とすることは将来的には厳しくなるであろう。消費税は，2021年度の一般会計予算歳入総額の19.0％を占めるが（図2−6参照），先に述べたように，消費規模が縮小すれば，現在の税率を維持することは困難となる。ゆえに，税率の引き上げは避けられないところであると考えられている。

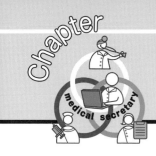

3 社会福祉および介護保険を理解するための基本事項

社会福祉および介護保険にかかわる組織・機関 1

1 厚生労働省

　社会福祉事務を担当する部署は，子ども家庭局，社会・援護局，老健局などである（p.20，図2−3参照）。厚生労働省組織令（以下，組織令）を参照すると，各部署の業務が法定されている。主な業務をあげると，以下のとおりである。

（1）子ども家庭局（組織令第92〜第99条）

　児童福祉に関する基本的な政策の企画と立案，児童福祉ならびに母子・父子・寡婦の福祉に関する事業の発達および改善，児童保育，児童の養護そのほか児童の保護と虐待防止，母子・父子・寡婦の福祉の増進，児童相談所，保育所・幼保連携型認定こども園ならびにこれらの職員を養成する施設の設備，妊産婦などの保健指導および健康診査などを担当している。

（2）社会・援護局（組織令第100〜第111条）

　社会福祉に関する基本的な政策の企画と立案，自殺総合対策大綱の作成，生活困窮者そのほか保護を要する者に対する必要な保護の実施，生活福祉資金の貸付事業，ホームレスの保護と更生，社会福祉施設の設備および運営に関する調整，社会福祉士と介護福祉士に関すること，障害者の福祉に関する事業の発達と改善，障害者福祉の増進，介護人材の養成などを担当している。

（3）老健局（組織令第112〜第117条）

　介護保険制度に関する基本的な企画と立案，介護保険事業に関する企画と立案，介護保険に関する保険者と都道府県に対する助成，老人福祉法の規定による老人福祉施設の規制，老人福祉に関する事業を目的とする社会福祉法人の認可と監督，「高齢者虐待の防止，高齢者の養護者に対する支援等に関する法律」の規定による高齢者虐待の防止，高齢者虐待を受けた高齢者の保護と養護者に対する支援，介護保険法第5条の2第1項に規定する認知症に関する施策の企画と立案，介護保険法に規定する要介護認定と要支援認定に関することなどである。

介護保険だけに限ると，担当部署は，総務課（介護保険制度の基本的な企画），介護保険計画課（保険者・都道府県に対する助成など），認知症施策・地域介護推進課（認知症に関する知識の普及と啓発），老人保健課（要介護・要支援認定や介護に要する費用の基準額など）と，4つの課にまたがっている。

（4）その他

社会保障に関する重要事項の調査審議を行う社会保障審議会や身体障害の認定などにかかわる疾病・障害認定審査会がある。

2 都道府県

都道府県における社会福祉を担当する部署は，健康福祉部，保健福祉部といった名称の部署が置かれ（東京都では保健福祉局），さらにその下部に高齢者福祉課，児童家庭課，障害福祉課などが設けられている。また，専門行政機関として，福祉事務所，身体障害者更生相談所，婦人相談所，児童相談所，知的障害者更生相談所が置かれている。

介護保険制度でいえば，都道府県は，保険者である市町村への助言・援助，居宅サービス事業者の指定，介護保険施設の指定・開設許可を担当する。

その他，地方社会福祉審議会や児童福祉審議会が設置される。

3 市町村および特別区

市町村の中でも，指定都市と中核市については，原則的に都道府県と同様の組織となっている。それ以外の市と町村，特別区（東京23区）については必要な部課が設けられ，市と特別区に義務的に福祉事務所が設置される。そのほか，地域包括支援センターも設置されている。

介護保険制度でみれば，市町村および特別区は，介護保険の保険者となる（介護保険法第3条1項）。

指定都市と中核市については，都道府県と同様に，地方社会福祉審議会や児童福祉審議会が設置される。それ以外の市と町村については，必要に応じて市町村児童福祉審議会を設けることができる。

4 その他

国民健康保険団体連合会は，国民健康保険法第83条により各都道府県に設置された団体で，介護保険制度でいえば，介護サービス提供事業者からなされた介護給付費の請求を審査し，かつ保険者に請求する業務を行う。

また，実際に介護サービスを提供するのは，都道府県知事から指定・開設許可を受けた事業所あるいは施設が行う。

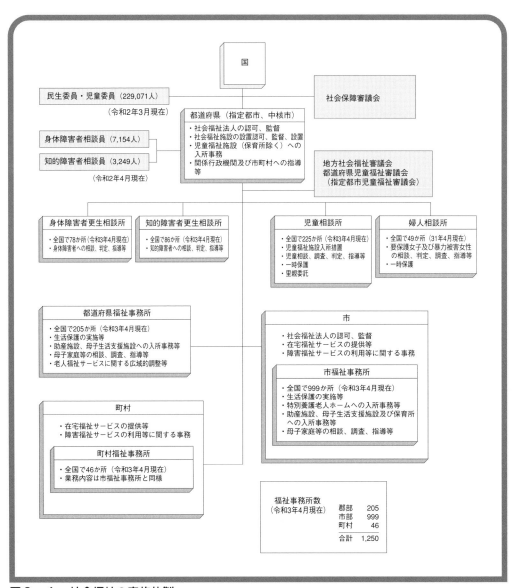

図3-1　社会福祉の実施体制

出典）令和3年版厚生労働白書，資料編 p.194。
https://www.mhlw.go.jp/wp/hakusyo/kousei/20-2/dl/08.pdf

社会福祉および介護保険に従事する資格・職能 ②

1 社会福祉にかかわるもの

（1）社会福祉士

1）社会福祉士の資格

　　社会福祉士及び介護福祉士法第2条1項によると，社会福祉士とは，「社会福祉士の名称を用いて，専門的知識及び技術をもって，身体上若しくは精神上の障害があること又は環境上の理由により日常生活を営むのに支障がある者の福祉に関する相談に応じ，助言，指導，福祉サービスを提供する者又は医師その他の保健医療サービスを提供する者その他の関係者との連絡及び調整その他の援助を行うことを業とする者をいう。」と定められている。

　　この資格は**国家資格**かつ**名称独占資格**であり，社会福祉士でない者がその名称を使用してはならないが（第48条1項），**業務独占資格**ではないので，社会福祉士の資格を持たない者が相談業務を行うことは差支えない。

　　社会福祉士は，その業務を行うに際して，誠実義務（第44条の2），信用失墜行為の禁止（第45条），秘密保持義務（第46条），福祉サービス関係者等との連携（第47条1項），資質向上の責務（第47条の2）が課せられる。

2）社会福祉士の職場と職種

　　社会福祉士が活躍する場所としては，社会福祉施設，社会福祉協議会，行政機関（福祉事務所，児童相談所，保護観察所など），医療機関，介護保険制度における介護予防ケアマネジメントなどを行う地域包括支援センターなどがある。

　　就労職種としては，相談員ないし指導員，介護支援専門員，施設長ないし管理者，知的障害者福祉司，身体障害者福祉司，児童自立支援専門員，児童生活支援員などである。

　　また，社会福祉士を配置することで，障害福祉サービス等報酬あるいは診療報酬における加算が認められている。

3）資格取得のルート

　　社会福祉士の資格を取得するためにはさまざまな課程があるが，大まかに言えば，国家試験受験に必要な科目を履修した後の受験，あるいは相談援助実務と一般養成施設を経た後の受験となっている（図3-2）。

　　なお，2020（令和2）年度の時点で，資格登録された社会福祉士は25万7,293人となっている。

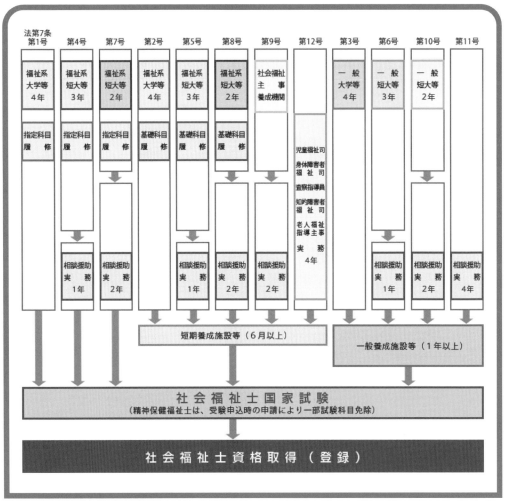

図３−２　社会福祉士の養成課程

出典）公益財団法人　社会福祉振興・試験センターホームページ。
http://www.sssc.or.jp/shakai/shikaku/route.html

（2）精神保健福祉士

　　精神保健福祉士法第２条によると，精神保健福祉士とは，「精神保健福祉士の名称を用いて，精神障害者の保健及び福祉に関する専門的知識及び技術をもって，精神科病院その他の医療施設において精神障害の医療を受け，又は精神障害者の社会復帰の促進を図ることを目的とする施設を利用している者の地域相談支援の利用に関する相談その他の社会復帰に関する相談に応じ，助言，指導，日常生活への適応のために必要な訓練その他の援助を行うことを業とする者をいう。」と規定される。この資格は国家資格かつ名称独占資格であり，精神保健福祉士でない者がその名称を使用してはならないが（第42条），業務独占資格ではないので，精神保健福祉士の資格を持たない者が業務を行うことは差支えない。

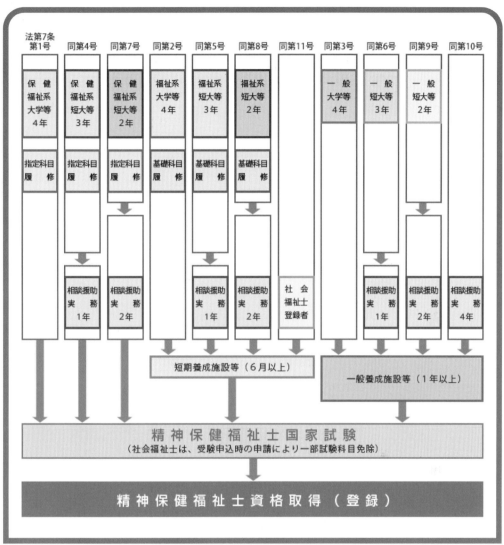

図３−３　精神保健福祉士の養成課程

出典）公益財団法人　社会福祉振興・試験センターホームページ。
http://www.sssc.or.jp/seishin/shikaku/route.html

　その他，社会福祉士や介護福祉士と同様に，誠実義務（第38条の２），信用失墜行為の禁止（第39条），秘密保持義務（第40条），保健医療・障害福祉・地域相談支援サービス関係者等との連携（第41条１項），資質向上の責務（第41条の２）が課せられる。

　精神保健福祉士の資格を取得する課程は，社会福祉士のそれと似たルートとなっている（図３−３）。

　なお，令和２年度における精神保健福祉士の登録者数は，９万3,544人であり，微増傾向にある。

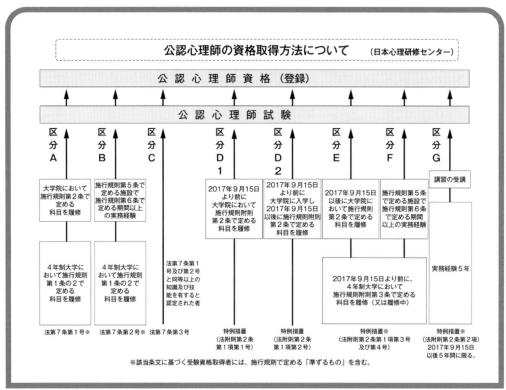

図3−4　公認心理師の受験資格ルート

出典）一般財団法人　日本心理センターホームページ。
http://shinri-kenshu.jp/support/seminar.html

（3）公認心理師

　公認心理師は，2015（平成27）年9月に成立した**公認心理師法**によって設けられた心理専門職系国家資格である。公認心理師法第2条によると，公認心理師の名称を用いて，保健医療，福祉，教育その他の分野において，心理学に関する専門的知識及び技術をもって，①心理に関する支援を要する者の心理状態を観察し，その結果を分析すること。②心理に関する支援を要する者に対し，その心理に関する相談に応じ，助言，指導その他の援助を行うこと。③心理に関する支援を要する者の関係者に対し，その相談に応じ，助言，指導その他の援助を行うこと。④心の健康に関する知識の普及を図るための教育および情報の提供を行うことを業とする者とされる。

　この資格は名称独占資格であり，公認心理師でない者がその名称を使用することは禁止される（第44条1項）。さらにその職務義務として，信用失墜行為の禁止（第40条），秘密保持義務（第41条），連携義務（第42条1項），心理に関する要支援者について主治医の指示を受ける義務（第42条2項），資質向上の責務（第43条）が課される。

　公認心理師は，資格としての歴史が浅いので，どのような業務を遂行できるのか未知数だが，児童福祉司，精神医療機関，保健所，精神保健福祉センター，スクールカウン

セラー，心理担当支援員，刑務所などの刑事施設における処遇カウンセラーなどでの活躍が期待されている。

公認心理師の資格を取得する課程は，基本的に大学院で公認心理師法施行規則に定められた科目を履修した後に受験資格が与えられる（図3-4）。

なお，2018（平成30）年9月に第1回試験が実施され，2020（令和2）年12月末現在で3万5,529人の登録者数がいる。

（4） 社会福祉主事

社会福祉主事は，都道府県知事または市町村長の補助機関である職員とし，一定の要件を満たした者から，都道府県，市および福祉に関する事務所を設置する町村に置かれる（社会福祉法第18条〜第19条）。すなわち，①現業員，査察指導員，家庭相談員，母子相談員，老人福祉指導主事など福祉事務所職員，②知的障害者福祉司，身体障害者福祉司，児童福祉司の相談所職員，③社会福祉施設の施設長や生活指導員などの任用資格となる。

その業務は，社会福祉各法に定める援護，育成または更生の措置に関する事務を行い，福祉事務所に必置の義務が課される。

なお，社会福祉士や精神保健福祉士は，その資格をもって社会福祉主事任用資格を与えられる。

（5） 身体障害者福祉司

身体障害者福祉法によると，身体障害者福祉司は，都道府県知事または市町村長の補助機関である職員とし，社会福祉法に定める社会福祉主事たる資格を有する者で身体障害者の更生援護その他その福祉に関する事業に2年以上従事した経験を有する者，医師，社会福祉士などから任用しなければならない（第12条）。

都道府県が設置する身体障害者更生相談所に必置されるが，市町村にはそれが義務とされない（第11条の21項および2項）。また，それぞれの業務の範囲も異なっている（同条の3項および4項）。

（6） 知的障害者福祉司

知的障害者福祉法によると，知的障害者福祉司は，都道府県知事または市町村長の補助機関である職員とし，社会福祉法に定める社会福祉主事たる資格を有する者で知的障害者の福祉に関する事業に2年以上従事した経験を有する者，医師，社会福祉士などから任用しなければならない（第14条）。

都道府県が設置する知的障害者更生相談所に必置されるが，市町村には義務とされない（第13条1項および2項）。また，各々の業務範囲も異なっている（同条3項および4項）。

（7）児童福祉司

　児童福祉法によれば，児童福祉司は，都道府県知事の補助機関である職員とし，医師，社会福祉士，精神保健福祉士，公認心理師，また社会福祉主事として2年以上児童福祉事業に従事した者であり，厚生労働大臣が定める講習会の課程を修了した者などから任用される（第13条3項）。

　都道府県が設置する児童相談所に必置され（同条1項），児童相談所長の命を受けて，児童の保護その他児童の福祉に関する事項について，相談に応じ，専門的技術に基づいて必要な指導を行う等児童の福祉増進に努めることを職務とする（同条4項）。

（8）生活支援員

　社会福祉法に基づく日常生活自立支援事業において，作成された支援計画に基づいて，日常的かつ具体的な福祉サービスの利用援助，日常的金銭管理，利用者宅への定期的な訪問による安否確認などを業務として行う非常勤職員である。日常生活自立支援事業は，都道府県および指定都市社会福祉協議会が実施主体となって行われる。

　同じ生活支援員という名称でも，障害者施設の職員が生活支援員として勤務する場合もあり，その場合，利用者の食事や入浴などの日常生活をサポートする役割を担う。

（9）母子・父子自立支援員

　母子及び父子並びに寡婦福祉法第8条によると，都道府県知事，市長（特別区の区長を含む）および福祉事務所を管理する町村長は，社会的信望があり，かつ，①配偶者のない者で現に児童を扶養しているものおよび寡婦に対し，相談に応じ，その自立に必要な情報提供および指導を行うこと，②配偶者のない者で現に児童を扶養しているものおよび寡婦に対し，職業能力の向上および求職活動に関する支援を行うことについて，必要な熱意と識見を持っている者のうちから，母子・父子自立支援員を委嘱する，と定められる。その職務は，母子福祉資金，父子福祉資金，寡婦福祉資金の貸付けの情報提供および相談，職業能力の向上や求職支援，配偶者からの暴力による被害に関する相談調整などを行う。

（10）査察指導員

　福祉に関する事務所に置かれる「指導監督を行う所員」であり（社会福祉法第15条1項1号），所長の指揮監督を受けて，現業員の上に立ち，現業事務の指導監督を行う所員である（同条3項）。査察指導員は，社会福祉主事でなければならない（同条6項）。

（11）現　業　員

　福祉に関する事務所に置かれる「現業を行う所員」であり（社会福祉法第15条1項2号），所長の指揮監督を受けて，援護，育成または更生の措置を要する者等の家庭を

訪問し，または訪問しないで，これらの者に面接し，本人の資産，環境等を調査し，保護その他の措置の必要の有無およびその種類を判断し，本人に対し生活指導を行う等の事務をつかさどることを業務とする（同条4項）。現業員は，社会福祉主事でなければならない（同条6項）。

（12）相 談 員

　　相談員には，婦人相談員，家庭相談員，身体障害者相談員，知的障害者相談員がある。

　　婦人相談員：社会的信望があり，かつ要保護女子（性行または環境に照らして売春を行うおそれのある女子）につき，その発見に努め，相談に応じ，必要な指導を行い，およびこれらに付随する業務を行うに必要な熱意と識見を持っている者のうちから，都道府県知事（婦人相談所を設置する指定都市の長を含む）によって委嘱される（売春防止法第35条1項および同条3項）。婦人相談員は，都道府県に必置施設である（指定都市は任意設置）婦人相談所で業務を行う（第34条1項および2項）。

　　家庭相談員：福祉事務所に設置される家庭児童相談室で勤務する地方公共団体の非常勤職員であり，医師や社会福祉主事として2年以上児童福祉事業に従事した者などの中から，人格円満で，社会的信望があり，健康で，家庭児童福祉の増進に熱意を持つ者が任用される。その職務は，家庭児童福祉に関する専門的技術を必要とする相談指導業務を行う。

　　身体障害者相談員：身体障害者福祉法第12条の3によると，「市町村は，身体に障害のある者の福祉の増進を図るため，身体に障害のある者の相談に応じ，及び身体に障害のある者の更生のために必要な援助を行うことを，社会的信望があり，かつ，身体に障害のある者の更生援護に熱意と識見を持っている者に委託することができる。」と定められ，その委託を受けた者である。

　　知的障害者相談員：知的障害者福祉法第15条の2によると，「市町村は，知的障害者の福祉の増進を図るため，知的障害者又はその保護者の相談に応じ，及び知的障害者の更生のために必要な援助を行うことを，社会的信望があり，かつ，知的障害者に対する更生援護に熱意と識見を持っている者に委託することができる。」と定められ，その委託を受けた者である。

2 介護保険にかかわるもの

（1）介護福祉士

　　社会福祉士及び介護福祉士法第2条2項によると，介護福祉士とは，「介護福祉士の名称を用いて，専門的知識及び技術をもつて，身体上又は精神上の障害があることにより日常生活を営むのに支障がある者につき心身の状況に応じた介護を行い，並びにその者及びその介護者に対して介護に関する指導を行うことを業とする者をいう。」と定め

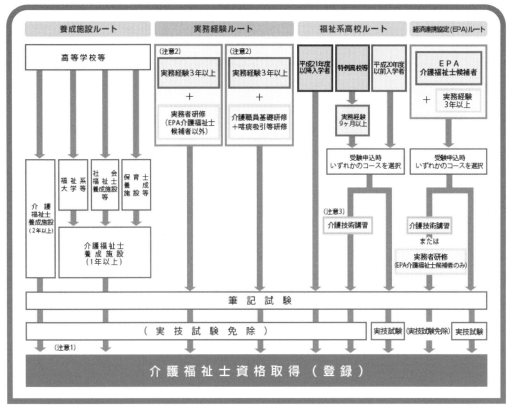

図3-5 介護福祉士の養成課程

出典）公益財団法人 社会福祉振興・試験センターホームページ。
http://www.sssc.or.jp/kaigo/shikaku/route.html

られる。介護福祉士は国家資格かつ名称独占資格であり，介護福祉士でない者がその名称を使用してはならないが（第48条2項），業務独占資格ではないので，介護福祉士の資格を持たない者が介護業務を行うことは差支えない。介護福祉士は，社会福祉士と同様に，その業務を行うに際して，誠実義務（第44条の2），信用失墜行為の禁止（第45条），秘密保持義務（第46条），福祉サービス関係者等との連携（第47条2項），資質向上の責務（第47条の2）が課せられている。

　介護福祉士の資格取得は，3年の実務経験と研修後に受験するルート，養成施設で必要な科目を履修して受験するルート，**経済連携協定（EPA）**に基づいて外国人介護福祉士候補者を受け入れ，実務経験や研修の後に受験できるルートなどがある（図3-5）。

　2020（令和2）年度の時点で，介護福祉士登録者は175万4,486人となっており，平成中頃から急速に増員している。これには，介護分野の資格取得ニーズの高まりと養成施設ルートで国家試験を受験せずに資格取得が可能であったことが関係している。

（2）介護支援専門員（ケアマネジャー）

　　介護支援専門員とは，**介護保険法**第７条５項によると，「要介護者又は要支援者からの相談に応じ，及び要介護者等がその心身の状況等に応じ適切な居宅サービス，地域密着型サービス，施設サービス，介護予防サービス若しくは地域密着型介護予防サービス又は特定介護予防・日常生活支援総合事業を利用できるよう市町村，居宅サービス事業を行う者，地域密着型サービス事業を行う者，介護保険施設，介護予防サービス事業を行う者，地域密着型介護予防サービス事業を行う者，特定介護予防・日常生活支援総合事業を行う者等との連絡調整等を行う者であって，要介護者等が自立した日常生活を営むのに必要な援助に関する専門的知識及び技術を有するものとして」**介護支援専門員証**の交付を受けた者をいう。

　　具体的には，厚生労働省令で定める実務の経験を有する者であって，都道府県知事が厚生労働省令で定めるところにより行う介護支援専門員実務研修受講試験に合格し，かつ，都道府県知事が厚生労働省令で定めるところにより行う介護支援専門員実務研修の課程を修了した者であり，都道府県知事に登録をし，介護支援専門員証の交付を受けることで業務を行うことができる（第69条の２，第69条の７）。

　　介護支援専門員の業務は，要介護者等からの相談により，その心身の状況に応じた適切なサービスを利用できるよう，**居宅サービス計画（ケアプラン）**などを作成し，事業者との連絡調整を行う一方で，公正かつ誠実な業務遂行義務（第69条の34），名義貸しの禁止（第69条の35），信用失墜行為の禁止（第69条の36），秘密保持義務（第69条の37）が課せられている。

　　なお，市町村が設置する地域包括支援センターには，専任の介護支援専門員として５年以上の実務経験を有し，かつ主任介護支援専門員研修を修了した**主任介護支援専門員**が必置される。

◀ 社会福祉関連法規・介護保険制度における基本用語 ③

1 社会福祉関連法規関係

（1）社会福祉法

　　①**第一種社会福祉事業（第２条２項）**　　国，地方公共団体，社会福祉法人が経営主体となって，要保護性の高い事業を行う。詳細は，第Ⅱ部第４章１（p.49参照）にて説明する。

　　②**第二種社会福祉事業（第２条３項）**　　第一種社会福祉事業と比較して公的規制の

必要性が低い事業で，都道府県知事に届出すれば事業を開始できる。詳細は，第Ⅱ部第4章1（p.49参照）にて説明する。

③**福祉事務所（第14条〜第17条）**　社会福祉行政の現業機関であり，生活保護法，児童福祉法，身体障害者福祉法，知的障害者福祉法，老人福祉法，母子及び父子並びに寡婦福祉法に定められる援護，育成，更生の措置を担当する。都道府県，特別区，市に設置義務が課せられる。

④**社会福祉協議会（第109条〜第110条）**　地域福祉の促進を図ることを目的とする団体で，社会福祉を目的とする事業の企画と実施，社会福祉活動への住民参加のための援助などを行う民間組織である。その数は，全国社会福祉協議会で1，都道府県・指定都市社会福祉協議会で67，市区町村社会福祉協議会で1,839の設置数となっている（2019年4月1日現在）。

活動については，ボランティアセンターの設置，心配ごと等の相談，訪問介護事業や通所介護事業等の介護保険事業，居宅介護事業等の自立支援給付，生活福祉資金の貸付けなどを内容としている。なお，第Ⅱ部第4章2（p.52参照）でも説明する。

（2）生活保護法

①**基本原理（第1条〜第4条）**　生活保護法の基本原理は，国が困窮者に対して必要な保護を行うという**国家責任**，要件を満たした国民には等しく保護を行うという**無差別平等**，健康で文化的な生活水準を維持することができるという**最低生活保障**，受給に際しては本人の自助努力を促してもなお最低限度の生活が維持できないときに保護を開始するという**補足性**となっている。詳細は，第Ⅱ部第5章1（p.54〜55参照）にて説明する。

②**救護施設（第38条2項）**　第一種社会福祉事業として，身体上または精神上著しい障害のために日常生活を営むことが困難な者を要保護者として入所させ，生活扶助を行う施設である。

③**更生施設（第38条3項）**　第一種社会福祉事業として，身体上または精神上の理由により養護および生活指導を必要とする者を入所させ，生活扶助を行う施設である。

④**授産施設（第38条5項）**　第一種社会福祉事業として，身体上もしくは精神上の理由または世帯の事情により就業能力の限られている要保護者に対して，就労または技能の修得のために必要な機会および便宜を与えて，その自立を助長することを目的とする施設である。

（3）児童福祉法

①**児童福祉施設（第7条1項）**　助産施設，乳児院，母子生活支援施設，保育所，幼保連携型認定こども園，児童厚生施設，児童養護施設，障害児入所施設，児童発

表3-1　主要な児童福祉施設

施設（根拠条文）	定　義
助産施設（第36条）	保健上必要があるにもかかわらず，経済的理由により，入院助産を受けることができない妊産婦を入所させて，助産を受けさせることを目的とする施設。経営事業は第二種社会福祉事業。
乳児院（第37条）	乳児を入院させて，これを養育し，あわせて退院した者について相談その他の援助を行うことを目的とする施設。経営事業は第一種社会福祉事業。
母子生活支援施設（第38条）	配偶者のない女子またはこれに準ずる事情にある女子およびその者の監護すべき児童を入所させて，これらの者を保護するとともに，これらの者の自立の促進のためにその生活を支援し，あわせて退所した者について相談その他の援助を行うことを目的とする施設。母子・父子自立支援員が当該施設に配置される。経営事業は，第一種社会福祉事業。
児童養護施設（第41条）	保護者のない児童（乳児を除く），虐待されている児童その他環境上養護を要する児童を入所させて，これを養護し，あわせて退所した者に対する相談その他の自立のための援助を行うことを目的とする施設。経営事業は第一種社会福祉事業。

表3-2　障害児通所支援の内容

支　援	内　容
児童発達支援	障害児につき，児童発達支援センターその他の厚生労働省令で定める施設に通わせ，日常生活における基本的な動作の指導，知識技能の付与，集団生活への適応訓練その他の厚生労働省令で定める便宜を供与することをいう。
医療型児童発達支援	上肢，下肢または体幹の機能の障害のある児童につき，医療型児童発達支援センターまたは独立行政法人国立病院機構もしくは国立研究開発法人国立精神・神経医療研究センターの設置する医療機関であって厚生労働大臣が指定するものに通わせ，児童発達支援および治療を行うことをいう。
放課後等デイサービス	学校教育法第1条に規定する学校（幼稚園および大学を除く）に就学している障害児につき，授業の終了後または休業日に児童発達支援センターその他の厚生労働省令で定める施設に通わせ，生活能力の向上のために必要な訓練，社会との交流の促進その他の便宜を供与することをいう。
居宅訪問型児童発達支援	重度の障害の状態その他これに準ずるものとして厚生労働省令で定める状態にある障害児であって，児童発達支援，医療型児童発達支援または放課後等デイサービスを受けるために外出することが著しく困難なものにつき，当該障害児の居宅を訪問し，日常生活における基本的な動作の指導，知識技能の付与，生活能力の向上のために必要な訓練その他の厚生労働省令で定める便宜を供与することをいう。
保育所等訪問支援	保育所その他の児童が集団生活を営む施設として厚生労働省令で定めるものに通う障害児または乳児院その他の児童が集団生活を営む施設として厚生労働省令で定めるものに入所する障害児につき，当該施設を訪問し，当該施設における障害児以外の児童との集団生活への適応のための専門的な支援その他の便宜を供与することをいう。

達支援センター，児童心理治療施設，児童自立支援施設，児童家庭支援センターの
12施設である（表3－1）。

②障害児通所支援（第6条の2の2第1項）　児童発達支援，医療型児童発達支援，
放課後等デイサービス，居宅訪問型児童発達支援，保育所等訪問支援をいう。同条
2～6項でそれぞれが定義されている（表3－2）。

（4）母子及び父子並びに寡婦福祉法

①母子家庭日常生活支援事業（第17条）　都道府県または市町村は，配偶者のな
い女子で現に児童を扶養している者が，その者の疾病その他の理由により日常生活
に支障を生じたと認められるときは，その者につき，その者の居宅その他厚生労働
省令で定める場所において，乳幼児の保育，食事の世話，専門的知識をもって行う
生活および生業に関する助言，指導などを便宜的に行う事業であり，第二種社会福
祉事業となっている。**父子家庭にも同様の援助がある（第31条の7）。**

②母子家庭自立支援給付金（第31条）　都道府県，市，福祉事務所を設置する町
村は，母子家庭の母の雇用安定および就職促進を図るため，配偶者のない女子で現
に児童を扶養している者，または事業主に対し，母子家庭自立支援教育訓練給付金，
母子家庭高等職業訓練促進給付金を給付する。**父子家庭にも同様の支援がある（第
31条の10）。**

（5）障害者の日常生活及び社会生活を総合的に支援するための法律
（障害者総合支援法）

①自立支援給付（第6条）　介護給付費，特例介護給付費，訓練等給付費，特例訓
練等給付費，特定障害者特別給付費，特例特定障害者特別給付費，地域相談支援給
付費，特例地域相談支援給付費，計画相談支援給付費，特例計画相談支援給付費，
自立支援医療費，療養介護医療費，基準該当療養介護医療費，補装具費および高額
障害福祉サービス等給付費の支給が内容となる。

②地域移行支援（第5条20項）　障害者支援施設，のぞみの園もしくは厚生労働
省令で定める施設に入所している障害者または精神科病院に入院している精神障害
者その他の地域における生活に移行するために重点的な支援を必要とする者であっ
て厚生労働省令で定めるものにつき，住居の確保その他の地域における生活に移行
するための活動に関する相談その他の厚生労働省令で定める便宜を供与することを
いう。

③地域生活支援事業（第77条～第78条）　都道府県および市町村で実施される事
業で，市町村が行う事業としては，相談支援事業，意思疎通支援事業，日中一時支
援，成年後見制度利用支援事業などの事業が法に掲げられ，都道府県が行う事業は
専門性の高い相談事業，専門性の高い意思疎通支援事業を行う者の養成および派遣

事業などとなっている。

2 介護保険法関係

（1）制度にかかわるもの

①**介護認定審査会（第14条, 第27条4項, 第32条6項）**　介護保険の被保険者が，要支援認定または要介護認定を受けるべき者であるかどうか審査と判定を行う。市町村に設置される。

②**介護保険審査会（第183条～第196条）**　要介護認定または要支援認定や保険料に関する処分に不服がある場合の審査請求機関で，都道府県に設置される。

③**地域包括支援センター（第115条の46）**　市町村または市町村から地域包括支援事業の委託を受けた法人が設置および運営主体となる。2005（平成17）年の介護保険法の改正により創設された。保健師，社会福祉士，主任介護支援専門員が配置される。その業務は，総合相談支援業務，権利擁護業務，包括的・継続的ケアマネジメント支援業務，第一号介護予防支援事業（介護予防マネジメント）などを内容とする（図3-6）。2020年4月末現在で，5,221ヵ所設置され，全体の8割弱が

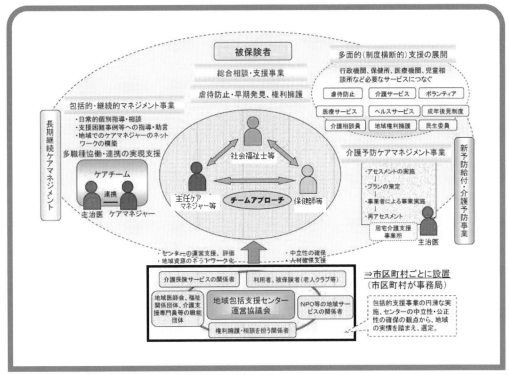

図3-6　地域包括支援センターのイメージ

出典）厚生労働省ホームページ。
http://www.city.misawa.lg.jp/index.cfm/20,1484,110,118,html

委託運営となっている。

④**介護保険施設（第8条25項）**　指定介護老人福祉施設（老人福祉法にいう特別養護老人ホーム），要介護者にリハビリテーションを提供し在宅復帰を目指す介護老人保健施設，要介護高齢者の長期療養および生活施設である介護医療院を指す。

（2）給付にかかわるもの

①**介護給付（第40条〜第51条の4）**　居宅介護サービス費の支給など14種類の給付が定められ，該当するものについては原則的に9割が保険給付，1割が自己負担となるが，居宅介護サービス計画費は全額保険給付がなされる。

②**予防給付（第52条〜第61条の4）**　介護予防サービス費の支給など12種類の給付が定められ，介護予防サービス計画費は全額保険給付がなされる。

③**地域支援事業（第115条の45）**　訪問型サービスや通所型サービスなどの介護予防・日常生活支援総合事業，地域包括支援センターの運営や在宅医療と介護の連携推進などの包括的支援事業，家族介護支援事業などの各市町村で行う任意事業を内容とする。

【参考文献】

・厚生労働統計協会：厚生の指標 増刊 国民の福祉と介護の動向 2021/2022，厚生労働統計協会，2021.

・大嶋泰子・鈴木嘉孝共著：福祉事務管理技能検定テキスト1　改訂社会保障・社会福祉論，建帛社，2016.

・社会福祉学習双書編集委員会編：社会福祉学習双書2021　社会福祉の原理と政策，全国社会福祉協議会，2021.

・社会福祉の動向編集員会編：社会福祉の動向2021，中央法規出版，2021.

・福祉教育カレッジ編：イラストでみる介護福祉用語事典〔第6版〕，テコム，2020.

第Ⅱ部　社会福祉制度

　第Ⅱ部では，社会福祉の基本事項が定められている社会福祉法と，第Ⅰ部の社会保障制度で学んだ福祉六法（生活保護法，児童福祉法，母子及び父子並びに寡婦福祉法，老人福祉法，身体障害者福祉法，知的障害者福祉法）の仕組みや役割について条文をもとに読み解いていく。さらに，医療事務職に必要な公費負担医療の知識についても学んでいく。

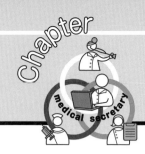

4 社 会 福 祉

　「社会」を『広辞苑』（第七版，2018 年）は以下のように定義している。「人間が集まって共同生活を営む際に，人々の関係の総体が一つの輪郭をもって現れる場合の，その集団。諸集団の総和から成る包括的複合体をいう。自然体に発生したものと，利害・目的などに基づいて人為的に作られたものとがある」。また，「福祉」については，「幸福。公的扶助やサービスによる生活の安定，充足」とある。

　では，「社会福祉」とはどのようなものか。20 世紀的基本権とされる**社会権**を根底とし，社会福祉は成り立っているといえるだろう。その理念は，「社会的弱者に対する国家責任」とも換言できる。「社会」が「人為的」な側面を有しているとすれば，そこに属する国民の「生活の安定，充足」を企図することが社会福祉成立の前提となるだろう。

　例えば，児童福祉分野では，すべての子どもが幸せに育成されることを願った児童憲章を定めており，児童福祉法の中にはすべての子どもたちを対象とした保育所保育指針や児童館の設置運営等の規定がある。また老人福祉法は，誰もが平等に歳をとり高齢者となったときに対象となる法律である。さらに，自分は健常者と思っていても，人は生身の体ゆえ，不意の事故や思わぬ病で障害が残る可能性もありうる。そう考えると，社会福祉は，誰もが幸せに暮らすための国の施策といえる。

社会福祉法 ①

　社会福祉法は 1951（昭和 26）年に**社会福祉事業法**という名称で制定され，その後 2000（平成 12）年に現名称に変更された。旧法（社会福祉事業法）の名称からもわかるように，この法律は福祉サービスを利用する人に対しての規定ではなく，福祉サービスを提供する側（救護施設や保護施設，支援事業，保育所，乳児院等）の基本事項や施設基準等を定めたものである。

1 目的，定義，基本理念

　総則として，第 1 条から第 6 条までは，その目的や社会福祉事業の区分と種類，そして福祉サービスの基本理念や原則と地域福祉の推進，国および地方公共団体の責務等が定められている。

（1）法の目的

> **第1条** この法律は，社会福祉を目的とする事業の全分野における共通的基本事項を定め，社会福祉を目的とする他の法律と相まつて，福祉サービスの利用者の利益の保護及び地域における社会福祉（以下「地域福祉」という。）の推進を図るとともに，社会福祉事業の公明かつ適正な実施の確保及び社会福祉を目的とする事業の健全な発達を図り，もつて社会福祉の増進に資することを目的とする。

（2）社会福祉事業の定義

第2条（定義）において，社会福祉事業とは，第一種社会福祉事業および第二種社会福祉事業をいうとされ，それぞれの事業の定義がなされている。

1）第一種社会福祉事業（同条2項）

利用者の保護の必要性が高い事業（主として入所施設サービス）である。経営は原則として行政または社会福祉法人が行い，開設には都道府県知事等への**届出**が必要である。行政，社会福祉法人以外の者が第一種社会福祉事業を開設しようとする場合，都道府県知事等の**許可**が必要である。また，保護施設ならびに養護老人ホームおよび特別養護老人ホームの運営は，行政および社会福祉法人に限定されている。

第一種社会福祉事業は以下の①～⑥である。

①生活保護法に規定する事業　救護施設，更生施設そのほか生計困難者のための低料金または無料で提供する施設の事業など。

②児童福祉法に規定する事業　乳児院，母子生活支援施設，児童養護施設，障害児入所施設，児童心理治療施設または児童自立支援施設を経営する事業。

③老人福祉法に規定する事業　養護老人ホーム，特別養護老人ホームまたは軽費老人ホームを経営する事業。

④障害者の日常生活及び社会生活を総合的に支援するための法律に規定する事業　障害者支援施設を経営する事業。

⑤売春防止法に規定する事業　婦人保護施設を経営する事業。

⑥授産施設を経営する事業および生計困難者に対して無利子または低利で資金を融通する事業

2）第二種社会福祉事業（同条3項）

公的規制の必要性が低い事業（小規模で主として在宅サービス）である。経営主体の制限はなく，すべての事業が**届出**をすることにより経営を行うことができる。

第二種社会福祉事業は，主に以下の①～⑩である。

①生活保護法等に規定する事業　生計困難者に対して，その住居で衣食その他日常の生活必需品もしくはこれに要する金銭を与え，または生活に関する相談に応ずる事業や就労訓練事業。

②児童福祉法に規定する事業　　障害児通所支援事業，障害児相談支援事業，児童自立生活援助事業，放課後児童健全育成事業，子育て短期支援事業，乳児家庭全戸訪問事業，養育支援訪問事業，地域子育て支援拠点事業，一時預かり事業，各種の保育事業や子育て援助活動支援事業，助産施設，保育所，児童厚生施設または児童家庭支援センターを経営する事業など。

③就学前の子どもに関する教育，保育等の総合的な提供の推進に関する法律に規定する事業　　幼保連携型認定こども園を経営する事業。

④民間あっせん機関による養子縁組あっせんに係る児童の保護等に関する法律に規定する事業　　養子縁組あっせん事業。

⑤母子及び父子並びに寡婦福祉法に規定する事業　　母子家庭日常生活支援事業，父子家庭日常生活支援事業または福祉施設事業など。

⑥老人福祉法に規定する事業　　老人居宅介護等事業，老人デイサービス事業，老人短期入所事業，小規模多機能型居宅介護事業，認知症対応型老人共同生活援助事業または複合型サービス福祉事業など。

⑦障害者の日常生活及び社会生活を総合的に支援するための法律に規定する事業　　障害福祉サービス事業，相談支援事業，地域活動センターなど。

⑧身体障害者福祉法に規定する事業　　身体障害者生活訓練等事業，手話通訳事業または介助犬等の訓練事業，福祉センターなど。

⑨知的障害者福祉法に規定する事業　　知的障害者の更生相談に応ずる事業。

⑩生計困難者または精神上の理由により日常生活を営むのに支障がある者のための事業　　無料または低額な料金で住宅を貸し付けまたは利用させる事業。無料または低額な料金で診療や医療・介護施設を利用させる事業。

（3）福祉サービスの基本的理念

第3条　福祉サービスは，個人の尊厳の保持を旨とし，その内容は，福祉サービスの利用者が心身ともに健やかに育成され，又はその有する能力に応じ自立した日常生活を営むことができるように支援するものとして，良質かつ適切なものでなければならない。

2 地域福祉の推進

第4条　地域福祉の推進は，地域住民が相互に人格と個性を尊重し合いながら，参加し，共生する地域社会の実現を目指して行われなければならない。
　2　地域住民，社会福祉を目的とする事業を経営する者及び社会福祉に関する活

動を行う者（以下「地域住民等」という。）は，相互に協力し，福祉サービス
を必要とする地域住民が地域社会を構成する一員として日常生活を営み，社会，
経済，文化その他あらゆる分野の活動に参加する機会が確保されるように，地
域福祉の推進に努めなければならない。

3　【略】

3 サービス提供の原則

第5条　社会福祉を目的とする事業を経営する者は，その提供する多様な福祉サー
ビスについて，利用者の意向を十分に尊重し，地域福祉の推進に係る取組を行う
他の地域住民等との連携を図り，かつ，保健医療サービスその他の関連するサー
ビスとの有機的な連携を図るよう創意工夫を行いつつ，これを総合的に提供する
ことができるようにその事業の実施に努めなければならない。

4 国・地方公共団体の責務

第6条　国及び地方公共団体は，社会福祉を目的とする事業を経営する者と協力し
て，社会福祉を目的とする事業の広範かつ計画的な実施が図られるよう，福祉サー
ビスを提供する体制の確保に関する施策，福祉サービスの適切な利用の推進に関
する施策その他の必要な各般の措置を講じなければならない。

2・3　【略】

　その他，地方社会福祉協議会や福祉に関する事務所の役割または社会福祉法人，社会
福祉主事の資格等を定めている。

　地方社会福祉協議会とは，地域における社会福祉に関する活動を推進する団体で，都
道府県や市町村に設置される（第7条）。事業内容は，各種の福祉サービスや相談活動，
ボランティアや市民活動の支援，共同募金運動への協力など，地域の福祉増進に努めて
いる。

社会福祉の運営と組織 ②

1 社会福祉の運営

　社会福祉の政策主体は，社会福祉法第6条のとおり，国および地方公共団体である。政策に従って社会福祉事業の経営を行う機関は，国および地方公共団体，社会福祉法人，そして民間団体（非営利団体や一般企業等）である。また，医療サービスが必要な人に対しては医療提供が行われることから，医療法人や個人経営などの病院や診療所，さらに保険薬局も福祉の運営を行う機関である。社会福祉の運営は，社会福祉事業の目的と特徴によって，行政（国および地方公共団体）と民間が相互の役割を明確にしながら，また相互に連携しながら福祉サービスを提供している。

2 実施機関・組織

（1）社会福祉協議会

　社会福祉協議会は，民間の社会福祉活動を推進することを目的とした，非営利の民間組織で，全国的な取り組みから地域の特性に応じた活動まで，さまざまな場面で地域の福祉増進に取り組んでおり，社会福祉法第109条と第110条に市町村社会福祉協議会と都道府県社会福祉協議会の設置を定める。それぞれの事業内容は以下のとおりである。

1）市町村社会福祉協議会

　社会福祉を目的とする事業の企画および実施や，活動への住民の参加のための援助を行う。また，社会福祉を目的とする事業に関する調査，普及，宣伝，連絡，調整および助成等を行う。

2）都道府県社会福祉協議会

　社会福祉を目的とする事業に従事する者の養成および研修や，事業の経営に関する指導および助言を行う。また，市町村社会福祉協議会との連絡および事業の調整等を行う。

（2）福祉事務所

　社会福祉法第14条に「福祉に関する事務所」として都道府県および市（特別区を含む）に設置されている（町村は任意で設置することもできる）。福祉六法に定める援護，育成または更生の措置に関する事務をつかさどる第一線の社会福祉行政機関である。

　都道府県福祉事務所は，生活保護法，児童福祉法，母子及び父子並びに寡婦福祉法に定める援護または育成の措置に関する事務を行う。

市町村（特別区を含む）福祉事務所は，生活保護法，児童福祉法，母子及び父子並びに寡婦福祉法，老人福祉法，身体障害者福祉法および知的障害者福祉法に定める援護，育成または更生の措置に関する事務を行う。

（3）保 健 所

　　地域住民の健康を支える中核となる機関であり，疾病の予防，衛生の向上，地域住民の健康の保持増進，母子・老人・精神保健等に関する業務を行っている。地域保健法第5条に基づき，都道府県，市（指定都市等），特別区に設置されていて，保健所単体の場合と，福祉事務所と一体的に保健福祉センター等の名称で設置されている場合もある。

（4）児童相談所

　　児童福祉法第12条に基づき，各都道府県・指定都市に必置されている。児童（満18歳に満たない者）およびその家庭に関する問題についての相談，児童の保護およびその保護者の指導，児童福祉施設の入所措置や一時保護，里親委託等を行っている。

（5）身体障害者更生相談所，知的障害者更生相談所

　　身体障害者福祉法第11条と知的障害者福祉法第12条に定められており，いずれも都道府県および指定都市に設置される専門機関である。

　　身体障害者と知的障害者およびその家族に対し，医学的・心理的な判定業務，補装具の処方や適合判定，専門知識と技術を必要とする相談や指導，地域でのリハビリテーションの推進に関する業務を行う。

（6）社会福祉法人

　　社会福祉法人は，社会福祉法第22条に定められた社会福祉事業を行うことを目的として設立されている法人である。**社会福祉事業**とは，社会福祉法第2条に定められている第一種社会福祉事業および第二種社会福祉事業をいう。全国に約2万法人あり，設立には都道府県の認可が必要である。法人の目的によって営利法人と非営利法人に分かれるが，どちらの活動も障害者，生活困窮者，高齢者，子どもなど，さまざまな福祉サービスを必要としている人に対して支援を行っており，さらに地域のすべての人びとに対してニーズに応える取り組みを行っている。

【参考文献】
・社会福祉法規研究会 編集：社会福祉六法〔令和3年版〕，新日本法規出版，2020.
・中央法規出版編集部 編：六訂 社会福祉用語辞典，中央法規出版，2012.
・伊奈川秀和：〈概観〉社会福祉法〔第2版〕，信山社，2020.

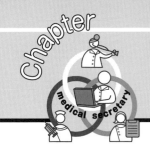

生活保護法 ①

社会保障制度の中の**公的扶助**を立法化したものが生活保護法である。公的扶助は，貧困者・低所得者に対して，国家責任のもと最低限度の生活の保障を行う**救貧的機能**を担っている。

人は思わぬところでさまざまな不運に見舞われることがある。例えば，「病気で働くことができず生活が苦しい」，「働いてはいるが収入が低く生活費が足りない」，「年金の額が少なく不安感が払拭できない」，「母子家庭で小さな子どもがいるため思うように働けない」などである。このようなさまざまな理由で生活に困窮する人に対し，国がその困窮に応じた救済をする制度が**生活保護**である。生活保護費を受給することで困窮から救われ，生活の基盤を立て直すことで再び自立した生活を送ることを目的に制定された法律である。なお，本章に示す条文はとくにことわりのない限り生活保護法を指す。

1 生活保護制度の目的と４つの基本原理

現行の生活保護法は，日本国憲法第25条の**生存権**の規定に基づいて1950（昭和25）年5月に公布・施行された。制度の目的は，「**国家責任**による最低生活保障の原理」，「**無差別平等の原理**」，「**最低生活保障の原理**」，「保護の**補足性の原理**」の4原理からなる。

以下に示す，第1〜第3条については，日本に住んでいるすべての人を対象とし，最低限度の生活を保障する（最低限度の生活を超えない範囲）ことが国の責務であると示されている。

第4条は，保護を必要とする人に預貯金，年金，資産等がある場合，まずはその活用を行ったその後，最低生活費が満たない場合に保護を行うと示されている。

（1）国家責任の原理

> **第1条** この法律は，日本国憲法第25条に規定する理念に基き，国が生活に困窮するすべての国民に対し，その困窮の程度に応じ，必要な保護を行い，その最低限度の生活を保障するとともに，その自立を助長することを目的とする。

（2）無差別平等の原理

> **第2条**　すべて国民は，この法律の定める要件を満たす限り，この法律による保護を，無差別平等に受けることができる。

（3）最低生活保障の原理

> **第3条**　この法律により保障される最低限度の生活は，健康で文化的な生活水準を維持することができるものでなければならない。

（4）補足性の原理

> **第4条**　保護は，生活に困窮する者が，その利用し得る資産，能力その他あらゆるものを，その最低限度の生活の維持のために活用することを要件として行われる。
> 2・3　【略】

2 用語の定義

第6条では，表5－1に示すように，用語の定義がなされている。

表5－1　用語の定義（第6条）

用　語	意　　味
被保護者	現に保護を受けている者。
要保護者	現に保護を受けているといないとにかかわらず，保護を必要とする状態にある者。
保護金品	保護として給与し，または貸与される金銭および物品。
金銭給付	金銭の給与または貸与によって，保護を行うこと。
現物給付	物品の給与または貸与，医療の給付，役務の提供その他金銭給付以外の方法で保護を行うこと。

3 保護の4原則

（1）申請保護の原則

> **第7条**　保護は，要保護者，その扶養義務者又はその他の同居の親族の申請に基いて開始するものとする。但し，要保護者が急迫した状況にあるときは，保護の申請がなくても，必要な保護を行うことができる。

（2）基準および程度の原則

> **第8条**　保護は，厚生労働大臣の定める基準により測定した要保護者の需要を基とし，そのうち，その者の金銭又は物品で満たすことのできない不足分を補う程度において行うものとする。
> 　2　前項の基準は，要保護者の年齢別，性別，世帯構成別，所在地域別その他保護の種類に応じて必要な事情を考慮した最低限度の生活の需要を満たすに十分なものであつて，且つ，これをこえないものでなければならない。

（3）必要即応の原則

> **第9条**　保護は，要保護者の年齢別，性別，健康状態等その個人又は世帯の実際の必要の相違を考慮して，有効且つ適切に行うものとする。

（4）世帯単位の原則

> **第10条**　保護は，世帯を単位としてその要否及び程度を定めるものとする。但し，これによりがたいときは，個人を単位として定めることができる。

生活保護の種類と実施機関　2

1　生活保護の種類（第11条）

　生活保護の種類は，次の8種の扶助から成り立っている。要保護者の必要に応じ，**単給**（1種類の扶助）あるいは**併給**（2種類以上の扶助）として行われる。

（1）生活扶助

　飲食物費，被服費，光熱水費など日常生活を営むうえでの基本的な費用を，金銭給付によって扶助する。ただし，必要があるときは現物給付によって行うことも可能である。また，生活扶助のための保護金品は，1か月以内を限度として前渡しするものであるが，必要がある場合は1か月分を超えて前渡しすることができる。

　保護金品は，世帯単位に計算し，世帯主またはこれに準ずるものに対して交付するものとするが，これによりがたいときは個々に交付することもできる。

（2）教育扶助

　義務教育に伴って必要な教科書やその他の学用品，通学用品，給食その他の必要なものを金銭給付によって扶助する。ただし，必要なときは現物給付によって行うことも可能である。また，教育扶助のための保護金品は，被保護者，その親権者もしくは未成年後見人または被保護者の通学する学校長に対して交付するものとする。

　近年，義務教育以上の教育機関である高等学校，大学（短期大学を含む）などの進学に関しても被保護者が教育を受けることによりその者の収入を増加させ，もしくはその自立を助長することが見込まれる場合には，進学準備給付金の支給を行うことができるようになった。

（3）住宅扶助

　住居，補修その他住宅の維持のために必要なものを金銭給付によって扶助する。ただし，必要なときは現物給付によって行うことも可能である。住宅扶助のための保護金品は，世帯主またはこれに準ずる者に対して交付する。

（4）医療扶助

　疾病や負傷により治療を必要とする場合に行われる給付で，入院，診察，投薬，手術などのほか，入退院などの際の交通費も必要に応じて扶助される。基本的に現物給付だが，必要なときは金銭給付によって行うことも可能である。医療扶助のための保護金品は，被保護者に対して交付するものとする。

（5）介護扶助

　要介護者と要支援者に対する居宅介護，福祉用具，住宅改修，施設介護の費用を現物給付によって扶助する。ただし，必要があるときは金銭給付によって行うことも可能である。

（6）出産扶助

　分娩の介助，分娩前後の処置，脱脂綿，ガーゼ，その他の衛生材料を金銭給付によって扶助する。ただし，必要があるときは現物給付によって行うことも可能である。

（7）生業扶助

　生業に必要な資金，器具または資料，技能の習得，そして就労のために必要なものを金銭給付によって扶助する。ただし，必要があるときは現物給付によって行うことも可能である。

（8）葬祭扶助

　　検案，死体の運搬，火葬または埋葬，納骨その他葬祭のために必要なものを，葬祭を行う者に金銭給付または保護金品で行うものとする。ただし，必要があるときは現物給付によって行うことも可能である。

2　実施機関

　　生活保護を受ける被保護者の直接の窓口機関は，**福祉事務所**である。福祉事務所には一般的に**ケースワーカー**といわれる職員がおり，被保護者の相談援助や，世帯ごとの保護費の算定，生活指導などを行っている。1人のケースワーカーが担当する保護世帯は，80件〜90件である（図5－1）。

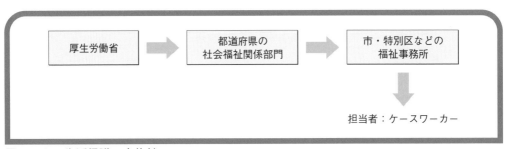

図5－1　生活保護の実施軸

3　保護申請の手続き

　　前述（p.55）のように，生活保護は，要保護者やその扶養義務者あるいは同居の親族による申請をもって始められる。申請手続きの流れを図5－2に示す。

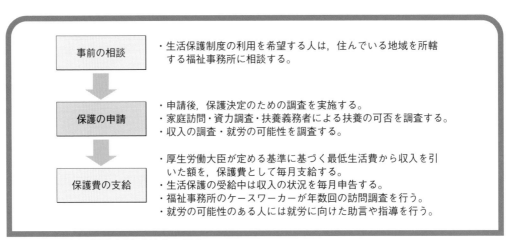

図5－2　生活保護申請手続きの流れ

医 療 扶 助 ③

1 医療機関の指定

> **第49条** 厚生労働大臣は，国の開設した病院若しくは診療所又は薬局について，都道府県知事は，その他の病院若しくは診療所又は薬局について，この法律による医療扶助のための医療を担当させる機関を指定する。

　医療扶助を受けるためには，法律に基づく手続きを行った**指定医療機関**で診療を受けることが原則である。医療機関の指定は，6年ごとにその更新を受けなければその期間の経過によってその効力を失う。

　また，指定医療機関は，**指定医療機関医療担当規程**によって規定されている。その抜粋を以下に示す。

指定医療機関医療担当規程（一部抜粋）

　生活保護法（昭和25年法律第144号）第50条第1項の規定により，指定医療機関医療担当規程を次のとおり定める。

（指定医療機関の義務）

第1条 指定医療機関は，生活保護法（以下「法」という。）に定めるところによるのほか，この規程の定めるところにより，医療を必要とする被保護者（以下「患者」という。）の医療を担当しなければならない。

（医療券及び初診券）

第2条 指定医療機関は，保護の実施機関の発給した有効な医療券（初診券を含む。以下同じ。）を所持する患者の診療を正当な事由がなく拒んではならない。

第3条 指定医療機関は，患者から医療券を提出して診療を求められたときは，その医療券が，その者について発給されたものであること及びその医療券が有効であることをたしかめた後でなければ診療をしてはならない。

第4条 【略】　**第5条** 【略】

（後発医薬品）

第6条 指定医療機関の医師又は歯科医師（以下「医師等」という。）は，投薬又は注射を行うに当たり，後発医薬品（法第34条第3項に規定する後発医薬品をいう。以下同じ。）の使用を考慮するよう努めるとともに，投薬を

行うに当たつては，医学的知見に基づき後発医薬品を使用することができると認めた場合には，原則として，後発医薬品により投薬を行うものとする。

2　指定医療機関である薬局は，後発医薬品の備蓄に関する体制その他の後発医薬品の調剤に必要な体制の確保に努めなければならない。

3　指定医療機関である薬局の薬剤師は，処方せんに記載された医薬品に係る後発医薬品が保険薬局及び保険薬剤師療養担当規則（昭和32年厚生省令第16号）第9条の規定による厚生労働大臣の定める医薬品である場合であつて，当該処方せんを発行した医師等が後発医薬品への変更を認めているときは，患者に対して，後発医薬品に関する説明を適切に行わなければならない。この場合において，指定医療機関である薬局の薬剤師は，原則として，後発医薬品を調剤するものとする。

（証明書等の交付）

第7条　指定医療機関は，その診療中の患者及び保護の実施機関から法による保護につき，必要な証明書又は意見書等の交付を求められたときは，無償でこれを交付しなければならない。

2　指定医療機関は，患者の医療を担当した場合において，正当な理由がない限り，当該医療に関する費用の請求に係る計算の基礎となつた項目ごとに記載した明細書を無償で交付しなければならない。

【以下略】

2 医療扶助の仕組みと手続き

被保護者が指定医療機関で診療を受ける場合の手続きの流れを図5-3に示す。

①福祉事務所に申請した被保護者に対し，医療扶助を行うか否かを判断するため，**医療要否意見書**用紙を交付する。

②被保護者は，医療要否意見書用紙を指定医療機関に提出し，医師に治療が必要か否かの意見を求める。医師は被保護者の検診を実施し，治療の必要が認められた場合は，**医療要否意見書**を作成する。医療要否意見書の例を図5-4に示した。

③福祉事務所は被保護者に対し，**生活保護医療券・調剤券**（以下，**医療券**）を発行する。医療券は原則として月単位の発行である。また，発行機関により，被保護者1人の様式と，世帯ごとに連名で記載されている様式がある。医療券の例を図5-5に示した。

④被保護者が，医療券を指定医療機関に提出後，診療が行われる。ただし，被保護者が医学的に緊急を要する場合は，医療券の発行が後からでもよいとされている。

⑤被保護者の診療報酬明細書（レセプト）の提出先は，**社会保険診療報酬支払基金**である。

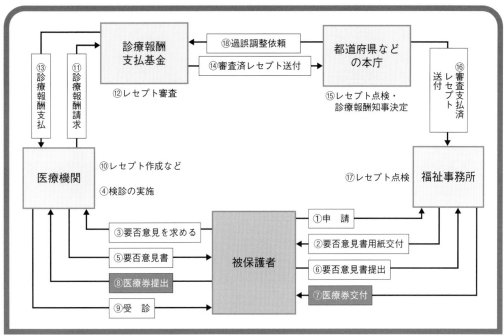

図5-3　医療券方式による医療扶助の事務手続きの流れ

③ 医療扶助の範囲

　医療扶助の範囲は，原則的に保険診療分を対象とした**現物給付**である。この中には**入院時食事療養費**，**入院時生活療養費**も含まれている。したがって，被保護者が指定医療機関で支払う保険診療分の医療費は 0 割である。

　ただし，入院時の室料差額や予約診療など保険診療分以外の**自費診療分**（**自由診療分**）については現物給付されず，被保護者の自己負担となる。

　国民健康保険の加入者が医療扶助を受ける場合，国民健康保険の資格は喪失する（生活保護単独となる）。

　被用者保険の加入者が医療扶助を受ける場合，生活保護法と被用者保険の併用となり，医療保険の法に定められた自己負担分が医療扶助の負担となる。

　また，その他の公費と生活保護の併用の場合，その他の公費が優先し，残りの負担分が生活保護で賄われる（図5-6）。

ケース番号	
地区名	
発行取扱者	

医 療 要 否 意 見 書

※　　1 医 科 ・ 2 歯 科	※　　1 新 規 ・ 2 継 続（単・併）

（氏名）　　　　　　　　　　　　　　　　　　　　　　年生	に係わる　　年　　月　　日以降の 医療の要否について意見を求めます。

院（所）長　様

神奈川県　保健福祉事務所長　　印

傷病名又は 部　位	（1） （2） （3）	初　診 年月日	（1）　　年　月　　日 （2）　　年　月　　日 （3）　　年　月　　日	転帰	年　　月　　日 治　　死　　中 ゆ　　亡　　止

主要症状 及　び 今後の診療 見込み		稼 働 状 況 普通就労　　可・否 軽 就 労　　可・否 そ の 他

診療見込期間	入院外	か月　　日間	概算医療費	（1）今回診療日 以降1か月間	（2）第2か月 以降6か月目まで	への連絡事項福祉事務所	入院　年　月　　日
	入院	期　間	か月　　日間				
		年月日 （予定含む）	年　月　　日	（入院料　　円）	（入院料　　円）		退院　年　月　　日

上記のとおり（1　入院外・2　入院）医療を（1　要する・2要しない）と認めます。

様

指定医療機関の所在地及び名称
院　　（　所　）　　長
担 当 医 師（診療科名）　　　　　　　　　　　　　　　印

※嘱託医 の意見	※受理年月日

※事務所使用欄

副所長	保健福祉係長	生活福祉課長	査察指導員	地区担当員	事務担当	医療担当	

※印の欄は福祉事務所で記入します。

図5－4　医療要否意見書（例）

法別番号 12

生活保護法医療券・調剤件（　　　年　　月分　）

公費負担者番号								有　効　期　間		日から 日まで
受給者番号								単独・併用別	単　独　・　併　用	
氏　　　名	（　男　・　女　）									
居　住　地										
指 定 医 療 機 関 名										

傷 病 名	(1) (2) (3)	診　療　別	入　院 入院外 訪問看護	歯　科 調　剤
		本人支払額		円

地区担当者名　　　　　　　　　　取扱い担当者名

　　　　　　　　　　　　　　　　　神奈川県 保健福祉事務所長　　印

備　　考	社　　会　　保　　険	あり（　健　・　共　）　　　　なし
	感染症の予防及び感染症の患者に対する医療に関する法律 第37条の2	あり　　　　　　　　　　　　なし
	そ　　の　　他	

備考　1．この用紙はA列4番白色紙黒色刷とすること。
　　　2．「指定医療機関名」欄に指定訪問看護事業者の名称を記入する場合には，訪問看護ステーションの名称も併せて記入すること。

図5－5　医療券・調剤券（例）

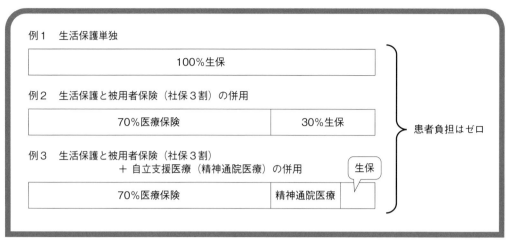

図5-6　医療費給付率

4　事務処理

　被保護者の診療に当たって医療事務員として注意する点は，以下のとおりである。

①受付で提出された医療券を確認（その者の名前の有無と有効期限など）する。医療券の法別番号は **12** である（図5-7）。

②医療費の計算の際に，**後発医薬品**の使用かどうか確認する。

③診療明細書を交付（保険診療分の窓口負担がなくても診療内容を記載した明細書は無償で交付しなければならない）する。

④医師が記載した医療要否意見書は，無償で交付しなければならない。

⑤他の診療録と区別して整備・保存しなければならない。

⑥診療報酬明細書の提出先は社会保険診療報酬支払基金である。

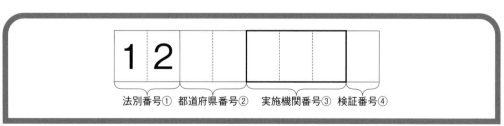

図5-7　医療扶助のレセプト公費負担者番号

保護施設（第38条） 4

　被保護者は，生活扶助の給付を受け，居宅（自宅）で暮らすことが基本であるが，何らかの事情があり居宅で生活できない場合，保護施設に入所することができる。保護施設の設備および運営についての基準は都道府県が定める（第39条）。

　さらに，保護施設を設置することができる機関は，都道府県，市町村および地方独立行政法人のほか，社会福祉法人および日本赤十字社である（第41条）。

（1）救護施設

　身体上または精神上著しい障害があるために，日常生活を営むことが困難な要保護者を入所させて，生活扶助を行うことを目的とする施設である。

（2）更生施設

　身体上または精神上の理由により，養護および生活指導を必要とする要保護者を入所させて，生活扶助を行うことを目的とする施設である。

（3）医療保護施設

　医療を必要とする要保護者に対して，医療の給付を行うことを目的とする施設である。

（4）授産施設

　身体上もしくは精神上の理由または指定の事情により，就業能力の限られている要保護者に対して，就労または技能の修得のために必要な機会および便宜を与えて，その自立を助長することを目的とする施設である。

（5）宿所提供施設

　住居のない要保護者の世帯に対して，住宅扶助を行うことを目的とする施設である。

生活保護法の改正 5

　生活保護法は，1950（昭和25）年の制定以降，長年にわたり大きな改正は行われなかったが，社会情勢の変化に合わせ，2013（平成25）年に大幅な改正法が成立し，翌年から施行された。その後，時代の変化に対応した法改正が数回行われている。

（1）就労による自立の促進（2014年7月1日施行）

就労の支援に関する被保護者からの相談に応じ，**必要な情報提供や助言を行う事業**を創設した。

安定した職業に就くことにより保護からの脱却を促すための**就労自立給付金**を創設した。保護受給中に働いて得た収入のうち，収入認定額の範囲内で別途一定額を仮想的に積み立て，安定した収入を得られ被保護者でなくなったときに積み立てた一定額を支給する。支給の上限額は単身世帯で10万円，多人数世帯で15万円とされている。

（2）健康・生活面等に着目した支援（2014年1月1日施行）

受給者それぞれの状況に応じた自立に向けての基礎となる健康の保持および増進に，みずから努め，また収入，支出その他生計の状況を適切に把握することを受給者の責務として位置付けるのと同時に，受給者の健康管理を支援する取り組みや本人の適切な家計管理を支援するための取り組みを実施する。

福祉事務所における健康診査結果に基づく保健指導や受給者の健康や受診に関する相談等に対し，助言指導が必要な対応を行う専門職員の配置など，健康面に関して専門的に対応できる体制を強化する。

（3）不正・不適切受給対策の強化等（2014年7月1日施行）

福祉事務所の調査権限を拡大する。具体的には就労活動などに関する事項を調査可能とするとともに，福祉事務所が行う官公署などへの情報提供の求めに対して回答を義務付ける。

罰則の引き上げおよび不正受給にかかわる返還金の上乗せをする。

福祉事務所が必要と認めた場合には，その必要な限度で，扶養義務者に対して報告するよう求めることとする（明らかに生活保護受給者を十分扶養することができると思われる扶養義務者についてはその責任を果たすものとし，扶養義務者への通知を行うなど）。

交通事故を原因として生活保護受給者が損害賠償請求権を取得した場合，地方自治体は支弁した医療扶助等の限度で，受給者が当該第三者に対して有する損害賠償請求権を取得する規定を創設した。

（4）生活保護世帯の子どもへの大学などへの進学支援（2018年・2020年）

生活保護世帯の子どもの大学などへの進学率は，全世帯の子どもに比べて著しく低い。高等教育機関で学ぶ機会が与えられることは，貧困の連鎖を断ち切り，生活保護世帯の子どもの自立を助長することにつながる。このことを踏まえ，大学などへの進学時に一時金を支給する**進学準備給付金制度**が創設された。

支給額は，自宅通学の場合10万円，自宅外通学の場合30万円で，2018（平成30）

年以降に進学した者から支給対象となっている。また，2020（令和2）年4月からは，大学・短期大学・高等専門学校・専門学校に在学する，住民税非課税世帯およびそれに準ずる世帯の学生を対象として，授業料等減免制度や給付型奨学金の支給といった**修学支援新制度**が実施されている。

（5）医療扶助の適正化

　指定医療機関制度について，指定（取消し）にかかわる要件を明確化するとともに，指定の更新制を導入する。更新は6年ごとである（2014年7月1日施行）。

　同一傷病について，同一月内に同一診療科を15日以上外来受診している月が3か月以上続いている被保護者に対し毎月レセプトを確認し，頻回受診者にかかる台帳を作成する。主治医や嘱託医と協議して頻回と認められるか否かを判断したうえで，指導を実施する（2014年1月1日施行）。

　医師が後発医薬品の使用を認めている場合には，受給者に対し後発医薬品の使用を原則とする（2018年10月1日施行）。

【参考文献】

・厚生労働省 / 政策について / 分野別の政策一覧 / 福祉・介護 / 生活保護・福祉一般 / 生活保護制度
https://www.mhlw.go.jp/stf/seisakunitsuite/bunya/hukushi_kaigo/seikatsuhogo/seikatuhogo/index.html/2021.02

・厚生労働省 / 政策について / 審議会・研究会等 / 社会・援護局（社会）が実施する検討会など / 生活保護基準の新たな検証手法の開発などに関する検討会 / 第2回生活保護基準の新たな検証手法の開発に関する検討会資料
https://www.mhlw.go.jp/content/12002000/000520469.pdf/2021.01

・厚生労働省 / 政策について / 審議会・研究会など / 社会・援護局・（社会）が実施する検討会など / 医療扶助に関する検討会 / 第1回医療扶助に関する検討会資料 / 資料（3）基礎資料
https://www.mhlw.go.jp/content/12002000/000648415.pdf/2021.01

・神奈川県 / 健康・福祉・子育て / 福祉 / 生活保護・ホームレス支援 / 生活保護について / 生活保護による医療扶助とは / 流れ図（4）「生活保護医療要否意見書」PDF
https://www.pref.kanagawa.jp/documents/7765/4204.pdf/2021.01

・神奈川県 / 健康・福祉・子育て / 福祉 / 生活保護・ホームレス支援 / 生活保護について / 生活保護による医療扶助とは / 流れ図（2）→（3）「生活保護法医療券・調剤券」PDF
https://www.pref.kanagawa.jp/documents/7765/4203.pdf/2021.01

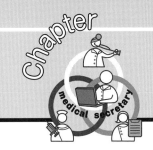

6 児童福祉

児童福祉法 ①

児童のもつ基本的人権である生存権，生活権，発育権を実現するための法律である。

児童福祉法が初めて制定されたのは，太平洋戦争終戦後2年目の1947（昭和22）年である。戦争により親や家族，家を失い食糧もなく路上生活をする戦争孤児が多く，そのような児童を一刻も早く保護するために制定された法律であった。

その後，時代の変化に合わせた法改正がいく度か行われ，現在では，保育，子育て，医療など，すべての子どもや家庭を対象とした施策，また，児童虐待などの特別な環境に陥っている子どもや家庭への対応のほか，児童福祉審議会の設置や児童福祉司，児童委員，保育士等の児童にかかわる専門職に対する基準，養育里親および施設，費用などの児童の権利や幅広い支援が定められている。なお，本章に示す条文はとくにことわりのない限り，児童福祉法を指す。

1 児童福祉の原理

> **第1条**　全ての児童は，児童の権利に関する条約の精神にのっとり，適切に養育されること，その生活を保障されること，愛され，保護されること，その心身の健やかな成長及び発達並びにその自立が図られることその他の福祉を等しく保障される権利を有する。
>
> **第2条**　全て国民は，児童が良好な環境において生まれ，かつ，社会のあらゆる分野において，児童の年齢及び発達の程度に応じて，その意見が尊重され，その最善の利益が優先して考慮され，心身ともに健やかに育成されるよう努めなければならない。
>
> **2**　児童の保護者は，児童を心身ともに健やかに育成することについて第一義的責任を負う。
>
> **3**　国及び地方公共団体は，児童の保護者とともに，児童を心身ともに健やかに育成する責任を負う。

第1条，第2条は，児童の健やかな成長と自立を国が保障し，すべての児童がその権利を有することが規定されている。そして，児童が成長するためにその責任を担うのは，国および地方公共団体と児童の保護者であることが明記されている。

2 児童福祉法の定義

1）児童の定義（第4条1項）

児童とは満18歳に満たない者をいい，さらに次のように分けられる。

①**乳児**：満1歳に満たない者。

②**幼児**：満1歳から小学校就学の始期に達するまでの者。

③**少年**：小学校入学の始期から満18歳に達するまでの者。

2）障害児の定義（第4条2項）

障害児とは，身体に障害のある児童，知的障害のある児童，精神に障害のある児童（発達障害者支援法に規定する発達障害児を含む），または治療方法が確立していない疾病その他の特殊の疾病であって，障害者の日常生活及び社会生活を総合的に支援するための法律第4条第1項の政令で定めるものによる障害の程度が同項の厚生労働大臣が定める程度である児童をいう。

3）妊産婦・保護者の定義（第5条および第6条）

妊産婦とは，妊娠中または出産後1年以内の女子をいう。

また，**保護者**とは，親権を行う者，未成年後見人その他の者で，児童を現に監護する者をいう。

実 施 機 関 2

児童福祉にかかわる業務は，児童福祉法を基本としてさまざまな行政機関や施設，専門職の働きや実践によって行われており，中心的機関は都道府県と市町村である。

（1）市町村の業務（第10条1項）

児童および妊産婦の福祉に関し，必要な実情の把握，情報の提供を行う。また，家庭その他からの相談に応じ，必要な調査や指導，そして支援を行う。

（2）都道府県の業務（第11条）

①市町村の業務の実施に関し，市町村相互間の連絡調整，市町村に対する情報の提供，市町村職員の研修そのほか必要な援助を行う。

②児童に関する家庭その他からの相談のうち，専門的な知識および技術を必要とするものに応ずる。

③児童およびその家庭につき，必要な調査ならびに医学的，心理学的，教育学的，社

会学的および精神保健上の判定，指導を行う。

④児童の一時保護を行う。

⑤里親に関する業務を行う。

⑥児童相談所の設置および業務を行う。

（3）保 健 所（第12条の6）

児童の健康相談，健康診査，障害児および疾病により長期にわたり療養を必要とする児童の療育についての指導や児童福祉施設への栄養指導等を行う。

（4）福祉事務所

児童およびその家庭からの生活相談・指導や児童委員に関する事務，児童扶養手当の事務等を行う（社会福祉法第14条5項，6項）。

（5）児童福祉施設等（第7条1項）

児童福祉施設とは，助産施設，乳児院，母子生活支援施設，保育所，幼保連携型認定こども園，児童厚生施設，児童養護施設，障害児入所施設，児童発達支援センター，児童心理治療施設，児童自立支援施設および児童家庭支援センターである。

児童福祉施策 3

児童福祉の施策は，子育てのために保育を行う**保育子育て支援施策**，ひとり親家庭に対し児童扶養手当や保護者の就労支援などを行う**ひとり親家庭施策**，虐待を受けている児童や何らかの理由で養育をできなくなった児童に対する保護等を目的とした**社会的養護施策と児童虐待対策**，子どもの健全な育成のため医療面から支援を行う**母子保健対策**，そのほか，**障害児支援施策**，**健全育成**，**非行・情緒障害児施策**など児童に関して幅広い支援が行われている（図6－1）。

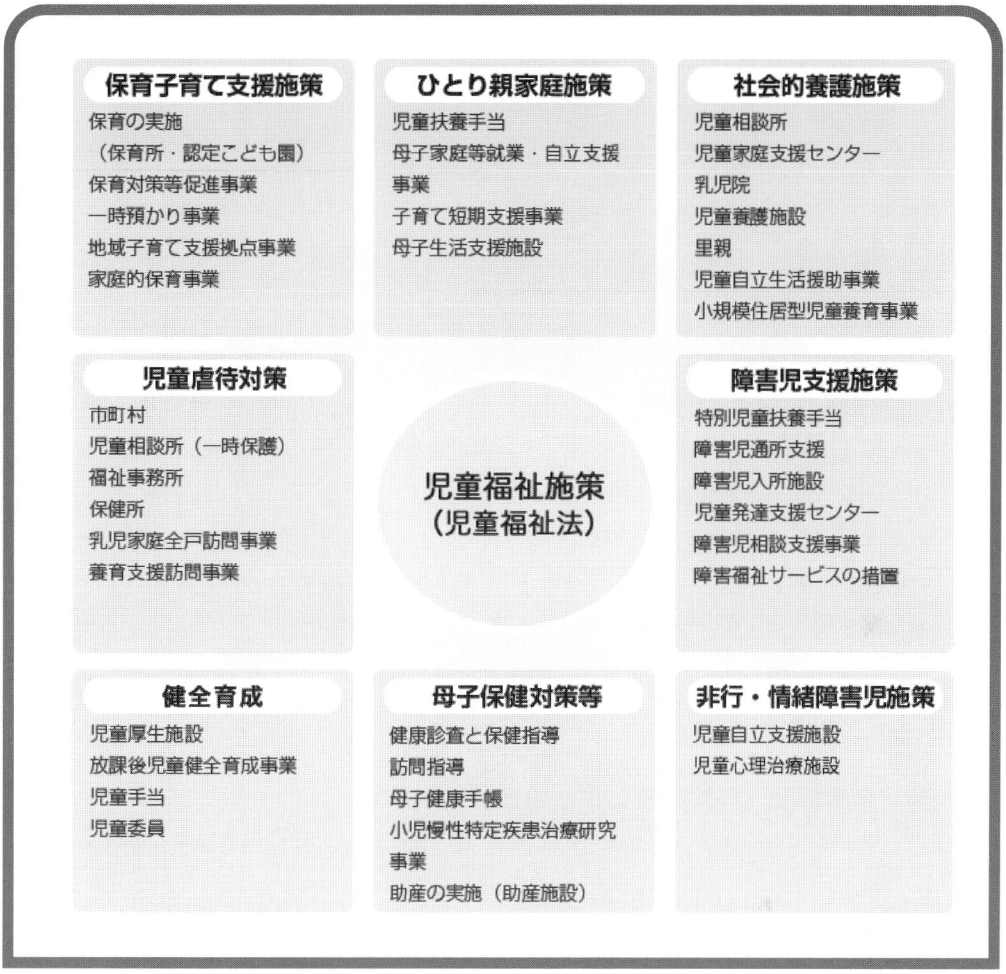

図6-1　児童福祉施策の概要

出典）ワムネット：児童福祉政策の概要。https://www.wam.go.jp/content/wamnet/pcpub/jidou/handbook/system/

児童の医療　4

1 療育の給付

第20条　都道府県は、結核にかかつている児童に対し、療養に併せて学習の援助を行うため、これを病院に入院させて療育の給付を行うことができる。

2　療育の給付は、医療並びに学習及び療養生活に必要な物品の支給とする。

> 3 前項の医療は、次に掲げる給付とする。
>
> 一 診察
>
> 二 薬剤又は治療材料の支給
>
> 三 医学的処置、手術及びその他の治療並びに施術
>
> 四 病院又は診療所への入院及びその療養に伴う世話その他の看護
>
> 五 移送
>
> 4〜8 【略】

（1）指定療育機関と対象児童

　都道府県知事が指定する病院のことを**指定療育機関**という（第20条4および5項）。指定療育機関以外での入院治療は認められない。

　対象児童は，18歳未満で**結核**に罹患しており，その治療のために長期の入院が必要と医師が診断した児童である。結核に関連する併発疾病も認められる。療育の給付は指定療育機関の病院に**入院**した児童への給付であり，通院治療（外来分）は認められない。

　そのほか，療養生活に必要な日用品と学校教育を受けるのに必要な学用品の支給もある。療育医療の対象と認められた児童には都道府県より**療育券**が発行される。

（2）指定療育機関（病院）での事務処理

①患児またその保護者が病院窓口に**療育券**，医療保険の**被保険者証**を提示する。さらに，感染症法に該当する場合，**患者票**も提示する。

②医療事務員は，療育券の有効期限，患者自己負担割合を確認する（その他の証書も同様）。

③医療保険を使用した場合，患者の自己負担が公費（助成）となる。公費は，保護者

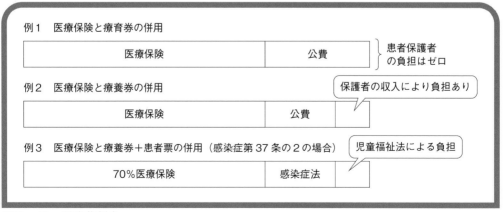

図6−2　医療費割合

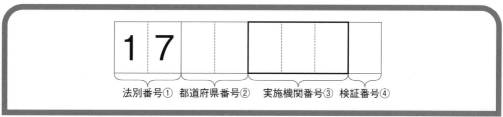

<table>
<tr><td>１７</td><td></td><td></td><td></td></tr>
</table>

法別番号① ／ 都道府県番号② ／ 実施機関番号③ ／ 検証番号④

図6-3　療育の給付のレセプト公費負担者番号

の収入に応じて治療に要する費用の全額または一部を負担する（図6-2）。

④レセプトは医療保険を使用しているので，**社会保険診療報酬支払基金**または**国民健康保険団体連合会**に提出する。療育券の法別番号は **17** である（図6-3）。

2 小児慢性特定疾病

> **第6条の2**　この法律で，小児慢性特定疾病とは，児童又は児童以外の満20歳に満たない者（以下「児童等」という。）が当該疾病にかかつていることにより，長期にわたり療養を必要とし，及びその生命に危険が及ぶおそれがあるものであつて，療養のために多額の費用を要するものとして厚生労働大臣が社会保障審議会の意見を聴いて定める疾病をいう。
>
> 2　【略】

ここでいう満20歳未満とは，18歳到達時点において当該事業の対象になっており，かつ18歳到達後も引き続き治療が必要と認められる場合の者である。

（1）小児慢性特定疾病の対象疾病

小児慢性特定疾病の対象疾病分類を表6-1に示す。

表6-1　小児慢性特定疾病の対象疾病分類

1. 悪性新生物	2. 慢性腎疾患	3. 慢性呼吸器疾患
4. 慢性心疾患	5. 内分泌疾患	6. 膠原病
7. 糖尿病	8. 先天性代謝異常	9. 血液疾患
10. 免疫疾患	11. 神経・筋疾患	12. 慢性消化器疾患
13. 染色体または遺伝子に変化を伴う症候群		14. 皮膚疾患
15. 骨系統疾患	16. 脈管系疾患	

＊2019年7月現在で，上記の分類による疾病の種類は762疾病ある。

（2） 指定医療機関と指定医

　　小児慢性特定疾病の診療を行う医療機関を**指定小児慢性特定疾病医療機関**といい，都道府県知事が指定する（第6条の2第2項，第19条の9）。また，対象患者を治療する医師も都道府県知事に指定された**指定医**でなければならない。指定医療機関の更新は6年ごと，指定医の更新は5年ごとに行われる。

（3） 指定小児慢性特定疾病医療機関の事務処理

　　①患児またはその保護者が医療機関窓口に**小児慢性特定疾病医療受給者証**と医療保険の**被保険者証**を提示する。

　　②医療事務員は，①の受給者証の有効期限ならびに患者自己負担割合などを確認する。医療保険を使用した場合，患者の負担割合は年齢を問わず2割負担である。さらに，患者の所得ごとに1か月の自己負担上限額が設定されているので，患者から自己負担額を徴収する場合，対象の金額を確認する必要がある。

　　また，自己負担上限額は，受診した複数の医療機関などの自己負担をすべて合算したうえで適用される（表6−2）。そのほか，入院時食事療養費にかかわる標準負担額は，その金額の50％を徴収することができる。

　　小児慢性特定疾病医療に指定された疾病以外の通常の傷病に関しては，公費負担の対象とならない。

表6−2　小児慢性特定疾病の医療費助成にかかる自己負担上限額　　　　　　（単位：円）

階層区分	年収の目安 （夫婦2人子1人世帯）		自己負担上限額 （患者負担割合：2割，外来＋入院）		
			一般	重症（＊）	人工呼吸器等装着者
Ⅰ	生活保護等		0		
Ⅱ	市町村民税 非課税	低所得Ⅰ（〜約　80万円）	1,250		500
Ⅲ		低所得Ⅱ（〜約200万円）	2,500		
Ⅳ	一般所得Ⅰ （〜市町村民税　7.1万円未満，〜約430万円）		5,000	2,500	
Ⅴ	一般所得Ⅱ （〜市町村民税25.1万円未満，〜約850万円）		10,000	5,000	
Ⅵ	上位所得 （市町村民税25.1万円未満〜，約850万円〜）		15,000	10,000	
入院時の食費			1/2 自己負担		

＊重症とは下記のア，イのいずれかに該当する者のことである。
　ア）高額な医療費が長期的に継続する者（医療費総額が5万円／月（例えば医療保険の2割負担の場合，医療費の自己負担が1万円／月）を超える月が年間6回以上ある場合）。
　イ）現行の重症患者基準に適合する者。

出典）小児慢性特定疾病医療情報センター資料。

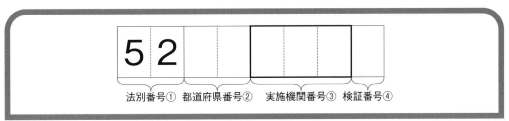

法別番号① ／ 都道府県番号② ／ 実施機関番号③ ／ 検証番号④

図6－4　小児慢性特定疾病医療のレセプト公費負担者番号

　③レセプトは医療保険を使用しているので，社会保険診療報酬支払基金または国民健
　　康保険団体連合会に提出する。小児慢性特定疾病医療受給者証の法別番号は **52** で
　　ある（図6－4）。

【参考文献】

・Wam 独立行政法人福祉医療機構 / 児童福祉 / 制度解説・ハンドブック / 児童福祉制度解説
　https://www.wam.go.jp/content/wamnet/pcpub/jidou/handbook/system/2021.01
・小児慢性特定疾病医療情報センター
　https://www.shouman.jp

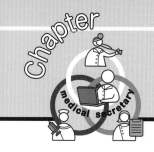

Chapter 7 母子・父子ならびに寡婦福祉

母子及び父子並びに寡婦福祉法　1

1 制度の概要

　経済的・社会的に不安定な生活になりがちなひとり親世帯（子どもに対して母および父どちらかひとり）または，寡婦に対して援助を行い，経済的な自立と，扶養している子の福祉を増進させるための法律である。

　ひとり親世帯の支援は児童福祉法の施策のひとつでもあるが，児童福祉法は子どもの救済が中心の法律であるのに対し，母子及び父子並びに寡婦福祉法は，ひとり親のもとで養育されている子どもを対象とするだけではなく，その子どもの**母および父**に対しても福祉の面で救済をするのが目的である。また，**寡婦**とは，夫と死別または離別し再婚していない女性であって，扶養親族がいる（子以外）または1人（扶養親族がいない）で一定の所得以下の収入で生活している人を対象としている。

　なお，本章に示す条文はとくにことわりのない限り，本法を指す。

2 制度の原則

（1）法律の目的

第1条　この法律は，母子家庭等及び寡婦の福祉に関する原理を明らかにするとともに，母子家庭等及び寡婦に対し，その生活の安定と向上のために必要な措置を講じ，もつて母子家庭等及び寡婦の福祉を図ることを目的とする。

（2）基本理念

第2条　全て母子家庭等には，児童が，その置かれている環境にかかわらず，心身ともに健やかに育成されるために必要な諸条件と，その母子家庭の母及び父子家庭の父の健康で文化的な生活とが保障されるものとする。

　2　寡婦には，母子家庭の母及び父子家庭の父に準じて健康で文化的な生活が保障されるものとする。

（3）国および地方公共団体の責務

> **第3条** 国及び地方公共団体は，母子家庭等及び寡婦の福祉を増進する責務を有す
> る。
> 　2　【略】

（4）自立努力

> **第4条** 母子家庭の母及び父子家庭の父並びに寡婦は，自ら進んでその自立を図り，
> 家庭生活及び職業生活の安定と向上に努めなければならない。

3 対象となる人（第6条）

①配偶者と死別した女子または男子。

②離婚した女子または男子であって現に婚姻をしていない人。

③配偶者の生死が明らかでない女子または男子。

④配偶者から遺棄（保護義務を怠ること）されている女子または男子。

⑤配偶者が海外にあるためその扶養を受けることができない女子または男子。

⑥配偶者が精神または身体の障害により長期にわたって労働能力を失っている女子ま
たは男子。

なお，この法律でいう**児童**とは，20歳に満たない者をいう。

制度の内容 2

　ひとり親のもとで扶養されている児童，親のいない児童の修学支援や日常生活支援，
またひとり親や寡婦の自立を支援する事業資金，公営住宅への入居の配慮など，さまざ
まな制度が用意されている。

1 制度の種類

（1）福祉資金の貸付け（第13条，第31条の6，第32条）

　事業資金，扶養している児童の修学に必要な資金または就職するために必要な知識技
能を習得するのに必要な資金等を貸し付ける。

（2）日常生活支援事業（第17条，第31条の7，第33条）

　　ひとり親や寡婦がその者の疾病その他の理由により日常生活に支障を生じたと認められるときは，その者の居宅等で，食事の世話，専門的知識をもって行う生活および生業に関する助言・指導，その他の日常生活を営むのに必要な便宜を供与する。

（3）その他の制度

　　公営住宅の供給に関する特別の配慮，特定教育・保育施設の利用に関する特別の配慮，就業支援事業，福祉センターや休養ホームの利用等などがある。

2 児童扶養手当 （児童扶養手当法第4条）

　　ひとり親家庭等の生活の安定と自立の促進に寄与し，子どもの福祉の増進を図ることを目的として支給される。次の①〜⑨のいずれかに該当する子どもについて，母，父または養育者が養育している場合に支給される。

　　①父母が婚姻を解消した子ども。

　　②父または母が死亡した子ども。

　　③父または母が一定程度の障害の状態にある子ども。

　　④父または母が生死不明の子ども。

　　⑤父または母が1年以上遺棄している子ども。

　　⑥父または母が裁判所からのＤＶ保護命令を受けた子ども。

　　⑦父または母が1年以上拘禁されている子ども。

　　⑧婚姻によらないで生まれた子ども。

　　⑨棄児などで父母がいるかいないかが明らかでない子ども。

　　支給額は表7−1のとおりである。支給額は，対象世帯の所得に応じて決定され，受給するためには，対象世帯が住んでいる市町村で手続きを行う。

　　児童扶養手当の支給月は，この法律が施行された当初，4か月に1回の支給であった。しかし，この方法では，①家計費の計画性が必要，②計画性がないと4か月のうち後半

表7−1　児童扶養手当の月額表（2021年4月現在）

子どもが1人の場合	全部支給 一部支給	43,160円 43,150円 〜 10,180円（所得に応じて決定）
子どもが2人目の加算額	全部支給 一部支給	10,190円 10,180円 〜 5,100円（所得に応じて決定）
子どもが3人目以降の加算額 （1人につき）	全部支給 一部支給	6,110円 6,100円 〜 3,060円（所得に応じて決定）

資料）厚生労働省。

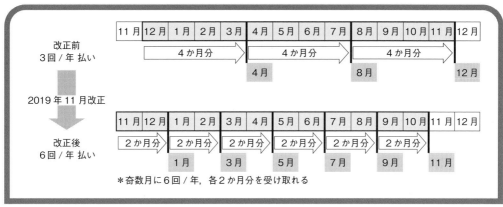

図7-1　児童扶養手当の支給月と回数

の月には生活費等が足りなくなり，生活に困窮する，といった問題が浮き彫りとなった。また他の法律の支給月をみると，例えば年金は2か月に1回，生活保護法は1か月に1回の支給である。そのようなことから，2019（令和元年）年11月からは2か月に1回，年に6回の支給に変更となった（図7-1）。

3　ひとり親家庭の医療費助成制度

（1）仕組み

親が離婚または死別した子どものいる家庭に対して，親と子の医療費を助成する制度である。なお，この制度の名称や助成する範囲，所得制限，支給額等は自治体により異なるので，注意を要する。

1）対象になる人

①児童を養育しているひとり親家庭の母または父。

②両親がいない児童などを養育している養育者。

③ひとり親家庭等の児童または養育者に養育されている児童で，18歳に達した日の属する年度の末日（障害がある場合は20歳未満）までの人。

2）対象にならない人

①ひとり親家庭等の所得が限度額以上の人。

②生活保護を受けている人。

③施設等の措置により入所している人。

（2）助成の範囲

1）対象になるもの

医療保険の対象となる医療費，薬剤費等は助成の対象となる。

2）対象にならないもの

①入院時食事療養標準負担額，入院時生活療養標準負担額（負担している自治体もある）。

②健康診断，予防接種，薬の容器代，差額ベッド代，紹介状を持たずに受診した200床以上の病院の初診時選定療養費等の医療保険の対象とならないもの。

③学校管理下の傷病で，独立行政法人日本スポーツ振興センター法に基づく災害共済給付制度対象の傷病。

④健康保険組合等から支給される高額療養費・附加給付に該当する医療費。

⑤他の公費医療で助成される医療費（生活保護法など）。

（3）申請と助成の範囲

1）申請手続き

居住している市町村の窓口に申請をすることにより，**ひとり親医療証**が発行される。この証書の名称は**福祉医療証**，**受給者証**など自治体により異なる。また，東京都の場合（図7－2），法別番号は「81」であるが，他の自治体の場合，「80」「83」「90」など自治体ごとの番号が設定されている。

この証書の受給資格は申請日から1年間で，毎年11月に現況届を申請した市町村に提出し更新を行う。また，受給資格者が市外に転出したとき，婚姻などでひとり親でなくなったとき，生活保護を受給したとき，加入している医療保険が変更したときなどの場合も市町村に届出が必要である。

2）医療機関の事務処理

①医療機関窓口では**医療保険証**と**ひとり親医療証**を提出する。医療事務員は，その証書の有効期限，負担割合等を確認の上，患者に一部負担額の徴収がある場合，その旨を患者に説明することも大切である。

②受給資格者の医療費は，一律でなく自治体により独自の金額が設定されている。表7－2は東京都の例として，参考までに挙げておく。

③医療証の該当する自治体以外や医療証を取り扱わない医療機関で受診した場合，医療証を忘れて受診した場合などは，いったん保険診療に該当する負担金額を医療機関に支払い，あとから市町村に申請することで，助成分の医療費が払い戻されるようになっている。払い戻しを受けるためには**ひとり親家庭等医療費支給申請書**（図7－3）に医療機関を受診した領収書などを添付して市町村に提出する。

医療機関窓口で働く医療事務員は，以上のような手続き方法を必要なときに患者へ説明できる知識を習得しておかなければならない。

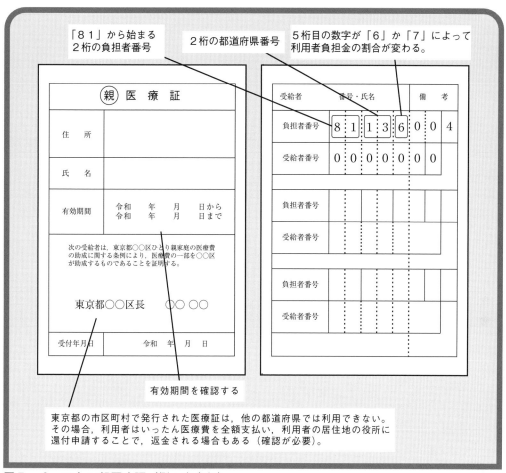

図7−2　ひとり親医療証（例：東京都）

表7−2　ひとり親医療証の医療機関窓口負担割合と上限額

		負担割合	1か月あたりの負担上限額	
住民税課税世帯	通　院	1割	18,000 円	
			年間上限　　144,000 円[*1]	
	入　院	1割	57,600 円[*2]	
			多数回該当　44,400 円[*3]	
住民税非課税世帯	入院・通院		自己負担なし	

＊1　計算期間（毎年8月1日から翌年7月31日まで）において，月の外来療養にかかわ
　　　るマル親自己負担額の合計が144,000円を超えた場合，超えた分を高額医療費とし
　　　て助成。
＊2　世帯合算後（通院含む）の上限額。
＊3　過去12か月以内に3回以上，上限額に達した場合は，4回目から「多数回」となり，
　　　上限額が44,400円にさがる。

資料）東京都福祉保健局。

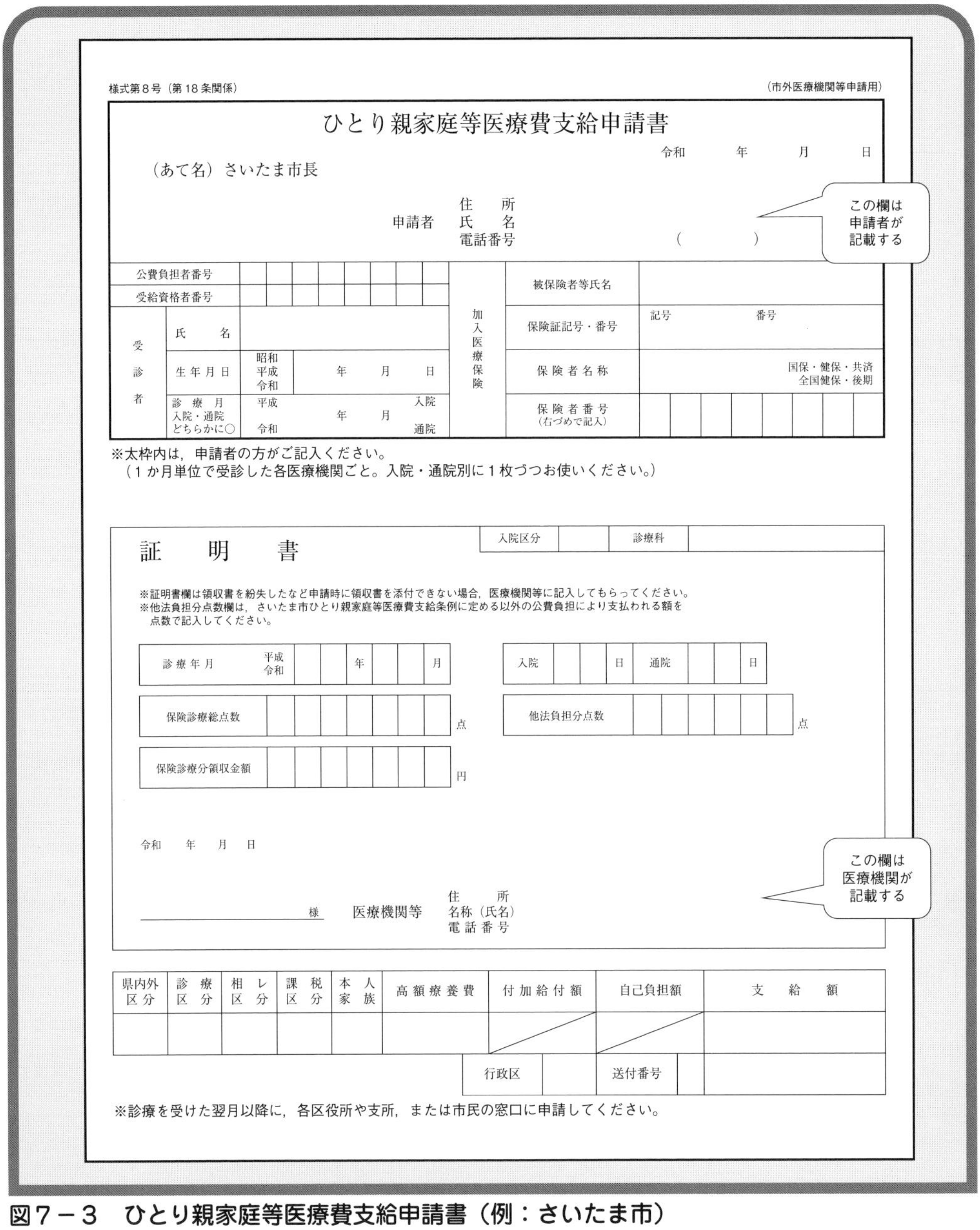

様式第8号（第18条関係）　　　　　　　　　　　　　　　　　　　　　　　（市外医療機関等申請用）

ひとり親家庭等医療費支給申請書

（あて名）さいたま市長　　　　　　　　　　　　　　　　令和　　年　　月　　日

申請者　住　所
　　　　氏　名
　　　　電話番号　　　　　　　　（　　　）

> この欄は申請者が記載する

公費負担番号							加入医療保険	被保険者等氏名	
受給資格者番号								保険証記号・番号	記号　　　番号
受診者	氏　名							保険者名称	国保・健保・共済 全国健保・後期
	生年月日	昭和 平成 令和	年　月　日					保険者番号 （右づめで記入）	
	診療月 入院・通院 どちらかに○	平成 令和	年　月	入院 通院					

※太枠内は，申請者の方がご記入ください。
　（1か月単位で受診した各医療機関ごと。入院・通院別に1枚づつお使いください。）

証　明　書

	入院区分		診療科	

※証明書欄は領収書を紛失したなど申請時に領収書を添付できない場合，医療機関等に記入してもらってください。
※他法負担分点数欄は，さいたま市ひとり親家庭等医療費支給条例に定める以外の公費負担により支払われる額を点数で記入してください。

診療年月	平成 令和	年　月	入院	日　通院	日
保険診療総点数		点	他法負担分点数		点
保険診療分領収金額		円			

令和　　年　　月　　日

> この欄は医療機関が記載する

　　　　　　　　　　　様　　医療機関等　住　所
_____　　　　　　　　　名称（氏名）
　　　　　　　　　　　　　　　　　　電話番号

県内外区分	診療区分	相区分	レ区分	課税区分	本人家族	高額療養費	付加給付額	自己負担額	支　給　額
							行政区	送付番号	

※診療を受けた翌月以降に，各区役所や支所，または市民の窓口に申請してください。

図7-3　ひとり親家庭等医療費支給申請書（例：さいたま市）

【参考文献】

・厚生労働省 / 政策について / 分野別に政策一覧 / 子ども・子育て / 子ども・子育て支援 / 母子家庭等関係 / 児童扶養手当について
　https://www.mhlw.go.jp/bunya/kodomo/osirase/100526-1.html/2021.02

・東京都福祉保健局 / 医療・保健 / 医療助成 / ひとり親家庭等医療費助成制度
　https://www.fukushihoken.metro.tokyo.lg.jp/iryo/josei/maruoya.html/2021.02

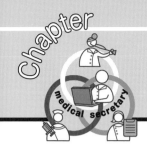

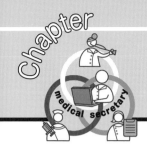

8 高齢者福祉

世界保健機関（WHO）の定義では，65歳以上を**高齢者**としている。日本では，65歳から74歳までを**前期高齢者**，75歳以上を**後期高齢者**と呼称している。

高齢者は老化が進むにしたがい，疾病の治療や介護が必要になる人が多くなる。したがって，医療・福祉を学ぶにあたり，高齢者を対象とする法律の理解が必要不可欠である。同時に，人口動態の変化や高齢者に対する国の取り組みなど，現在日本が直面している超高齢社会の医療・福祉分野を総合的かつ専門的に理解することも重要である。

日本の高齢者医療費と 高齢者人口 1

1 国民医療費の推移

2018（平成30）年度の国民医療費は43兆3,949億円，そのうち65歳以上の人の医療費は26兆2,828億円で全体の60.6％を占めている。また，人口1人当たりの国民医療費をみると，65歳未満は18万8,300円なのに対し，65歳以上は73万8,700円と，現役世代に比べて高齢者は約3.9倍の医療費がかかっているということがわかる（図8－1）。

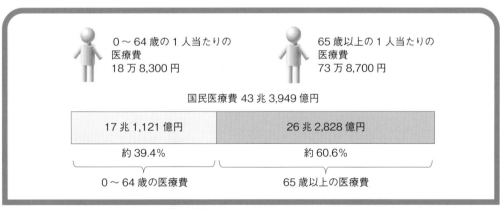

0～64歳の1人当たりの
医療費
18万8,300円

65歳以上の1人当たりの
医療費
73万8,700円

国民医療費 43兆3,949億円

17兆1,121億円	26兆2,828億円
約39.4％	約60.6％
0～64歳の医療費	65歳以上の医療費

図8－1　2018年度国民医療費の内訳

資料）厚生労働省：平成30年度国民医療費の概況より作成。

2 高齢者人口

　国の総人口に対して65歳以上の高齢者人口が占める割合を**高齢化率**という。世界保健機関や国連の定義によると，高齢化率が7％を超えた社会を**高齢化社会**，14％を超えた社会を**高齢社会**，そして，21％を超えた社会を**超高齢社会**という。

　日本がはじめて高齢化社会となったのは1970（昭和45）年，そのわずか24年後の1994（平成6）年には高齢社会，その後2007年に高齢化が21％を超え，超高齢社会を迎えたことが当時話題となった。

　2019（令和元）年の日本の総人口は1億2,617万人で，65歳以上人口は3,589万人。総人口に占める高齢化率は28.4％である。また，20年後の2040年の総人口に占める高齢化率は35.3％，2055年には38％と年々上昇すると推計される。高齢化が進むことで現役世代の人口減少も進み，2050年には1人の現役勤労世代の者が1人の高齢者を支えるという厳しい社会が訪れると予想されている（p.28，図2-10参照）。

　高齢になっても生涯現役の精神でいきいきと生活を送るためには，高齢者の就業の充実や地域社会の中で役割を担い，健康寿命を延ばすことが重要である。そのために，国および地方自治体がさまざまな政策や取り組みを行っている。

高齢者のための法律 ②

　高齢者のための法律は大別すると，**高齢社会対策基本法**を軸とし，**老人福祉法**，**介護保険法**，**高齢者の医療の確保に関する法律**，**医療介護総合確保促進法**の4つに区分される。

（1）高齢社会対策基本法

　高齢社会対策の基本となる法律である。日本は世界に例を見ない水準の高齢社会を迎えており，国民ひとりひとりが生涯にわたって真に幸福を享受できる高齢社会を築き上げていくため，雇用，年金，医療，福祉，教育，社会参加，生活環境等にかかわる社会のシステムが高齢社会にふさわしいものとなるよう，国および地方公共団体はもとより，企業，地域社会，家庭および個人が相互に協力し合いながらそれぞれの役割を積極的に果たすよう定めている（前文）。

　国民全体で高齢社会対策を総合的に推進し，経済社会の健全な発展および国民生活の安定向上を図ることを目的としている（第1条）。

（2）老人福祉法

　高齢者福祉を担当する機関や施設，事業に関するルールについて定めた法律である。老人福祉施設や，居宅で療養している高齢者のための福祉事業の基準を定める。そのほか，高齢者虐待の防止や高齢者の養護者に対する支援も行う。また，国は1年に1回，**老人の日**および**老人週間**を定め，国民の間に広く老人の福祉についての関心と理解を深めるとともに，老人に対し自らの生活の向上に努めるよう促している（第5条）。

　○**老人の日**：9月15日　国民の祝日に関する法律の改正により，9月の第3月曜日を「敬老の日」の祝日としている。

　○**老人週間**：9月15日〜21日までの1週間。

　老人週間においては，高齢者の団体その他のものによって，その趣旨にふさわしい行事が実施されるよう奨励しなければならない。

（3）介護保険法

　介護が必要な人を社会全体で支えるための仕組みについて定めており，介護を受ける者が望む必要な支援を受けられるよう，介護認定や給付，事業者，施設などに関するルールを定めている。

　　　＊介護保険法の仕組みや給付率等については，第Ⅲ部を参照されたい。

（4）高齢者の医療の確保に関する法律

　高齢者の医療費や疾病予防のための法律である。医療費は，国民の共同連帯の理念等に基づき，前期高齢者にかかわる保険者間の費用負担の調整，後期高齢者に対する適切な医療の給付等を行うために必要な制度を設けている。また，疾病予防のための特定健康診査および特定保健指導の基本的な指針を定めている。

（5）医療介護総合確保促進法

　国民の健康の保持および福祉の増進にかかる多様なサービスへの需要が増大していることにかんがみ，地域における創意工夫を生かした**地域包括ケアシステム**を構築することで，医療および介護の総合的な確保を促進する。

　地域包括ケアシステムとは，地域の実情に応じて，高齢者が可能な限り，住み慣れた地域でその有する能力に応じ自立した日常生活を営むことができるよう，医療，介護，介護予防，住まいおよび自立した日常生活等が包括的に確保される体制をいう（図8-2）。

　なお，本法は2019（令和元）年に公布され，正式な名称は，「地域における医療及び介護の総合的な確保の促進に関する法律」という。

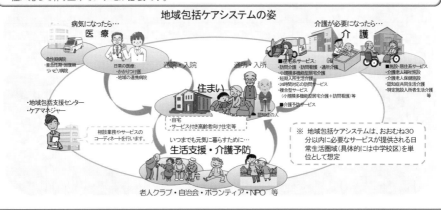

地域包括ケアシステム

○ 団塊の世代が75歳以上となる2025年を目途に、重度な要介護状態となっても住み慣れた地域で自分らしい暮らしを人生の最後まで続けることができるよう、住まい・医療・介護・予防・生活支援が一体的に提供される地域包括ケアシステムの構築を実現していきます。

○ 今後、認知症高齢者の増加が見込まれることから、認知症高齢者の地域での生活を支えるためにも、地域包括ケアシステムの構築が重要です。

○ 人口が横ばいで75歳以上人口が急増する大都市部、75歳以上人口の増加は緩やかだが人口は減少する町村部等、高齢化の進展状況には大きな地域差が生じています。

地域包括ケアシステムは、保険者である市町村や都道府県が、地域の自主性や主体性に基づき、地域の特性に応じて作り上げていくことが必要です。

図8-2　地域包括ケアシステム

出典）平成28年3月地域包括ケア研究会報告書。

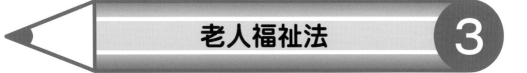

老人福祉法 ③

1 目的，基本理念など

　この法律は，65歳以上の高齢者を対象に，高齢者の心身の健康の保持や生活の安定を福祉の面から支援するための法律である。6つの**老人居宅生活支援事業**（第5条の2）と7つの**老人福祉施設**（第5条の3）の設置基準などを規定しているほか，老人福祉の増進のための事業や高齢者虐待の防止，高齢者を養護している人の支援等について定めた法律である。

　老人福祉法では，例えば「第1条　老人の福祉に……」などのように，「老人」という言葉が用いられている。現在では「老人」でなく「高齢者」という呼称が一般的であるが，この法律が初めて制定されたのが1963（昭和38）年であることから，「老人」という呼称が残った形になっている。したがって，この章では法律に基づいた「老人」と「高齢者」2つの呼称を用い説明することとする。

（1）法の目的

> **第1条** この法律は，老人の福祉に関する原理を明らかにするとともに，老人に対し，その心身の健康の保持及び生活の安定のために必要な措置を講じ，もつて老人の福祉を図ることを目的とする。

高齢者の心身の健康と生活の安定を，この法律の目的としている。

（2）基本的理念

> **第2条** 老人は，多年にわたり社会の進展に寄与してきた者として，かつ，豊富な知識と経験を有するものとして敬愛されるとともに，生きがいを持てる健全で安らかな生活を保障されるものとする。
>
> **第3条** 老人は，老齢に伴つて生ずる心身の変化を自覚して，常に心身の健康を保持し，又は，その知識と経験を活用して，社会的活動に参加するように努めるものとする。
>
> 　2　老人は，その希望と能力とに応じ，適当な仕事に従事する機会その他社会的活動に参加する機会を与えられるものとする。

第2条では，高齢者が多年にわたり社会の進展に寄与してきた者として敬愛され，健全で安らかな生活を保障されるとし，第3条で，社会活動や就業を促すことがいつまでも健康で生きがいある生活を継続できることにつながるとしている。

（3）老人福祉増進の責務

> **第4条** 国及び地方公共団体は，老人の福祉を増進する責務を有する。
>
> 　2・3【略】

この法律を実行する責務は国および都道府県であり，事務手続き等の直接の窓口は，市町村や市町村が設置する福祉事務所または保健所が行うことが示されている（第5条の4，第5条の5，第8条）。

（4）介護等に関する措置

> **第10条** 身体上又は精神上の障害があるために日常生活を営むのに支障がある老人の介護等に関する措置については，この法律に定めるもののほか，介護保険法の定めるところによる。

介護の必要がある高齢者に対しては，老人福祉法に定める基準を守りながら，介護保険法の介護保険制度を利用することができることを示している。

2 老人福祉計画

　国は，市町村と都道府県に対し，老人福祉計画の作成を義務付けている。計画は3年に一度見直しが行われる。

（1）市町村老人福祉計画（第20条の8）

　老人福祉事業（老人居宅生活支援事業および老人福祉施設による事業）の供給体制の確保に関する計画で，市町村の区域において確保すべき老人福祉事業の目標について定めることとされている。

（2）都道府県老人福祉計画（第20条の9）

　市町村老人福祉計画の達成を支援するための計画であり，各市町村を通ずる広域的な見地から，圏域を設定して特別養護老人ホーム等の必要入所定員総数そのほか，老人福祉事業の目標を定めるものとされている。

3 老人居宅生活支援事業

　65歳以上で身体上または精神上の障害があるために，日常生活を営むのに支障がある高齢者の居宅生活を支援するための事業である。

　介護保険上の，訪問介護，定期巡回・随時対応型訪問介護看護，夜間対応型訪問介護等にあたる。経済的等のやむを得ない理由により介護保険法によるサービスを受けられない場合に，**措置**として市町村が提供する。

　①老人居宅介護等事業，②老人デイサービス事業，③老人短期入所事業，④小規模多機能型居宅介護事業，⑤認知症対応型老人共同生活援助事業，⑥複合型サービス福祉事業の6事業からなる（第5条の2）。

4 老人福祉施設

　65歳以上で環境上の理由および経済的理由により居宅において養護を受けることが困難な高齢者が入所する施設である。利用者の年齢や状況などの条件に応じていくつかの種類に分かれており，地方自治体や社会福祉法人が運営している施設が多いため，比較的低料金で利用することができる。

　①老人デイサービスセンター，②老人短期入所施設，③養護老人ホーム，④特別養護老人ホーム，⑤軽費老人ホーム，⑥老人福祉センター，⑦老人介護支援センターの7施設からなる。（第5条の3）

その他の高齢者福祉 4

（1）老人福祉の増進のための事業（老人福祉法第 13 条）

地方公共団体は,高齢者の心身の健康の保持に資するための教養講座,レクリエーションそのほか広く高齢者が自主的かつ積極的に参加することができる事業を実施するように努めなければならない。

事業とは,老人クラブや健康教室の開催など,高齢者の生きがいを促進していくものである。

（2）高齢者生きがい活動促進事業

企業退職高齢者等が,地域社会の中で役割を持っていきいきと生活できるよう,有償ボランティア活動等による一定の収入を得ながら,自らの生きがいや健康づくりにもつながる活動を行い,同時に介護予防や生活支援のサービス基盤となるモデル的な活動の立ち上げを市町村が中心となり支援している。

（3）高齢者虐待防止法

この法律は,65 歳以上の高齢者に対する虐待が深刻な状況にあることから,虐待の防止等に関する国・地方自治体の責務と,虐待を受けた高齢者に対する保護のための措置,養護者の負担の軽減を図るための支援等を定めている。正式名称は「高齢者虐待の防止,高齢者の養護者に対する支援等に関する法律」である。

【参考文献】

・一番ヶ瀬康子編：現代の社会福祉Ⅰ，新社会福祉とは何か〔第3版〕，ミネルヴァ書房

・厚生労働統計協会：厚生の指標 増刊 国民の福祉と介護の動向 2021/2022，厚生労働統計協会，2021.

・内閣府 / 内閣府の政策 / 政策調整トップ / 高齢社会対策 / 高齢社会白書 / 令和2年版高齢社会白書（概要版）（PDF版）
https://www8.cao.go.jp/kourei/whitepaper/w-2020/gaiyou/02pdf_indexg.html/2021.02

・厚生労働省 / 政策について / 分野別の政策一覧 / 福祉・介護 / 介護・高齢者福祉 / 地域包括ケアシステム /
https://www.mhlw.go.jp/stf/seisakunitsuite/bunya/hukushi_kaigo/kaigo_koureisha/chiiki-houkatsu/2021.02

・厚生労働省 / 統計情報・白書 / 各種統計調査 / 厚生労働統計一覧 / 国民医療費 / 結果の概要 / 平成30年国民医療費の概況 / 結果の概況 / 年齢階級国民医療費
https://www.mhlw.go.jp/toukei/saikin/hw/k-iryohi/18/dl/kekka.pdf/2021.02

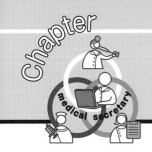

Chapter 9 障害者福祉

2020（令和2）年に内閣府が発表した『障害者白書』によると，障害者数は，身体障害者（身体障害児を含む）436万人，知的障害者（知的障害児を含む）109万4千人，精神障害者419万3千人となっている。人口千人当たりでみると，身体障害者は34人，知的障害者は9人，精神障害者は33人となる。複数の障害が重なる人もいるため，単純な合計にはならないものの，国民のおよそ7.6％が何らかの障害を有していることになる。

　障害者と聞くと，一般的には健常者と比較してイメージする人が多い。目が見えない，耳が聞こえない，手足を自由に動かせないまたは何らかの原因で欠損している，長時間じっとしていられない，突然叫ぶことがあるなど，障害者を健常者とは違う「特別な人」と区別する人が多い。しかし，健常者も障害者といわれる人になる可能性がある。障害者が特別な人ではなく，障害もひとつの「個性」として捉えることこそ，すべての人が幸せになることにつながる。

　障害者を特別な人として捉えるのではなく，障害のある人が安心して暮らしていけるような医療体制と社会の創造が必須である。そして，障害のある人たちにとって暮らしやすい社会とは，障害のない人にとっても暮らしやすい社会であるという認識の共有が求められる。

障害者の福祉・支援・医療に関する法律　1

（1）障害者の福祉・支援に関する法律

①**障害者基本法**：障害者のための基本となる法律。

②**身体障害者福祉法**：身体上に障害がある18歳以上の人を対象とした法律。

③**知的障害者福祉法**：知的機能の障害がある18歳以上の人を対象とした法律。

④**精神保健及び精神障害者福祉に関する法律**：精神障害者に対する入院医療と福祉の法律。

⑤**発達障害者支援法**：発達障害者，発達障害児に対して社会的に支援するための法律。

⑥**障害者総合支援法**：すべての障害者*と障害児を対象とした医療，福祉の法律。

　　　＊すべての障害者とは，上記の②，③，④，⑤の法律に規定する障害者と障害児，児童福祉法に規定する障害児，治療法が確立していない特殊な疾病に罹っている障害者のことをいう。

（2）障害者の医療の根拠となる法律と制度

　　①**障害者総合支援法**：身体障害者，知的障害者，精神障害者，発達障害者，児童福祉
　　　法に規定する障害児，難病に対する医療費助成制度がある。
　　②**精神保健及び精神障害者福祉に関する法律**：精神障害者の入院医療に対する医療費
　　　助成制度がある。

障害者基本法 2

　　この法律は，障害者のための権利や支援に対する基本理念，また，国や地方公共団体
の責務などを定めた障害者のための基本法である。

1 目的，定義

（1）法の目的

> **第1条**　この法律は，全ての国民が，障害の有無にかかわらず，等しく基本的人権
> を享有*するかけがえのない個人として尊重されるものであるとの理念にのつと
> り，全ての国民が，障害の有無によつて分け隔てられることなく，相互に人格と
> 個性を尊重し合いながら共生する社会を実現するため，障害者の自立及び社会参
> 加の支援等のための施策に関し，基本原則を定め，及び国，地方公共団体等の責
> 務を明らかにするとともに，障害者の自立及び社会参加の支援等のための施策の
> 基本となる事項を定めること等により，障害者の自立及び社会参加の支援等のた
> めの施策を総合的かつ計画的に推進することを目的とする。

　　　　　　　*享有とは，人は権利や能力を生まれつき持っていること。

　　第1条は，全ての人が人権を持っており，障害の有無は関係なく，**共生社会**（ひとり
ひとりを大切にする社会）をつくるために，自立や社会参加を支援する法律や制度をつ
くることを目指している。

（2）定　　義

> **第2条**　この法律において，次の各号に掲げる用語の意義は，それぞれ当該各号に
> 定めるところによる。
> 　　一　障害者　身体障害，知的障害，精神障害（発達障害を含む。）その他の心
> 　　　身の機能の障害がある者であつて，障害及び社会的障壁により継続的に日常

> 生活又は社会生活に相当な制限を受ける状態にあるものをいう。
> 二　社会的障壁　障害がある者にとつて日常生活又は社会生活を営む上で障壁
> 　となるような社会における事物，制度，慣行，観念その他一切のものをいう。

　第2条は，障害のある人とは，身体障害や知的障害，発達障害を含めた精神障害のある人，その他の障害のある人で，障害および社会的障壁によって暮らしづらい状態や生きにくい状態が続いている人のことをいう。**社会的障壁**とは，障害のある人が暮らしにくい，生きにくいと感じている日常生活のさまざまな出来事すべてのことをいう。下記にその例を掲げる。

　　事物：道の段差，音の鳴らない信号，点字のない標識，字幕のない映像，手話通訳の
　　　ない講演，難しい言葉や曖昧な案内や説明など。
　　制度：本人の同意なしの入院，高い医療費，近所の友達と一緒の学校に行けないなど。
　　慣行：障害のある人が障害のない人と同じ行事に参加できない，障害のある人に対し
　　　てだけ話し方を変えるなど。
　　観念：障害のある人は仕事をすることができない，障害のある人は結婚や出産はしな
　　　い方がいい，障害のある人は施設に入所した方が幸せだ，など。

2 地域社会における共生と差別禁止

（1）地域社会における共生

> **第3条**　第1条に規定する社会の実現は，全ての障害者が，障害者でない者と等し
> く，基本的人権を享有する個人としてその尊厳が重んぜられ，その尊厳にふさわ
> しい生活を保障される権利を有することを前提としつつ，次に掲げる事項を旨と
> して図られなければならない。
> 　一　全て障害者は，社会を構成する一員として社会，経済，文化その他あらゆ
> 　　る分野の活動に参加する機会が確保されること。
> 　二　全て障害者は，可能な限り，どこで誰と生活するかについての選択の機会
> 　　が確保され，地域社会において他の人々と共生することを妨げられないこと。
> 　三　全て障害者は，可能な限り，言語（手話を含む。）その他の意思疎通のた
> 　　めの手段についての選択の機会が確保されるとともに，情報の取得又は利用
> 　　のための手段についての選択の機会の拡大が図られること。

　第3条は，第1条に掲げる**共生する社会**をつくるための具体的な方法を示したものである。第2条に掲げる障害のある人が不自由と考える社会をなくすことを目的としている。

　①障害のある人が，社会のすべての場面に参加できるようにすること。

②障害のある人が，どこで誰と暮らすのか決めることができ，地域で皆と暮らすことができること。

③障害のある人が，意思疎通のために必要な言語を（手話，点字，筆談，わかりやすい言葉など）を選択でき，その情報を手に入れ，使うことができるようにすること。

（2）差別の禁止

> **第4条**　何人も，障害者に対して，障害を理由として，差別することその他の権利利益を侵害する行為をしてはならない。
> 　**2・3**　【略】

　第4条は，障害があるという理由で障害のある人を差別してはならない，障害のある人の権利を侵害する行為をしてはならないということを定めている。

3　国・地方公共団体の責務，国民の理解・責務

（1）国・地方公共団体の責務

> **第6条**　国及び地方公共団体は，第1条に規定する社会の実現を図るため，前3条に定める基本原則にのっとり，障害者の自立及び社会参加の支援等のための施策を総合的かつ計画的に実施する責務を有する。

　第6条は，国や都道府県，市町村は，障害者の自立や社会参加の支援のための法律や制度を行う責任があると定めたものであり，第7条，第8条は国民の理解と責務について定めている。

（2）国民の理解・責務

> **第7条**　国及び地方公共団体は，基本原則に関する国民の理解を深めるよう必要な施策を講じなければならない。
> **第8条**　国民は，基本原則にのっとり，第1条に規定する社会の実現に寄与するよう努めなければならない。

　そのほか，障害者の自立および社会参加等のための基本的施策として，医療・介護，年金，教育，療育，職業相談，雇用の促進，住宅の確保，公共的施設のバリアフリー化の基本的施策が定められている。この中の**医療・介護**の分野では，障害者が治療や介護サービスを受けたり，日常生活や健康を保つための支援，そして自立のための支援が受けられるよう，国や都道府県，市町村が必要な施策を講じなければならないとしている。

身体障害者福祉法 ③

この法律は，身体障害者の自立と社会経済活動への参加を促進するための法律である。

1 身体障害者とは

　　第4条では，この法律において「身体障害者」とは，別表に掲げる身体上の障害がある18歳以上の者であって，都道府県知事から身体障害者手帳の交付を受けた者をいうとされている。表9－1に第4条別表ならびに同法施行令第36条に拠る身体障害の範囲を示す。なお，18歳未満の者については，児童福祉法の対象である。

表9－1　身体障害の範囲

1．次に掲げる視覚障害で永続するもの ①両眼の視力（万国式試視力表によって測ったものをいい，屈折異常がある者については，矯正視力について測ったものをいう。以下同じ）がそれぞれ0.1以下のもの。 ②一眼の視力が0.02以下，他眼の視力が0.6以下のもの。 ③両眼の視野がそれぞれ10度以内のもの。 ④両眼による視野の二分の一以上が欠けているもの。
2．次に掲げる聴覚または平衡機能の障害で永続するもの ①両耳の聴力レベルがそれぞれ70デシベル以上のもの。 ②一耳の聴力レベルが90デシベル以上，他耳の聴力レベルが50デシベル以上のもの。 ③両耳による普通話声の最良の語音明瞭度が50%以下のもの。 ④平衡機能の著しい障害。
3．次に掲げる音声機能，言語機能またはそしゃく機能の障害 ①音声機能，言語機能またはそしゃく機能の喪失 ②音声機能，言語機能またはそしゃく機能の著しい障害で永続するもの。
4．次に掲げる肢体不自由 ①一上肢，一下肢または体幹の機能の著しい障害で永続するもの。 ②一上肢のおや指を指骨間関節以上で欠くもの、またはひとさし指を含めて一上肢の二指以上をそれぞれ第一指骨間関節以上で欠くもの。 ③一下肢をリスフラン関節以上で欠くもの。 ④両下肢のすべての指を欠くもの。 ⑤一上肢のおや指の機能の著しい障害またはひとさし指を含めて一上肢の三指以上の機能の著しい障害で永続するもの。 ⑥①から⑤までに掲げるもののほか，その程度が①から⑤までに掲げる障害の程度以上であると認められる障害。
5．内部障害*で，永続し，かつ，日常生活が著しい制限を受ける程度であると認められるもの。 　内部障害：心臓機能，じん臓機能，呼吸器機能，膀胱または直腸機能，小腸機能，ヒト免疫不全ウイルスによる免疫機能，肝臓機能

*内部障害：臓器の機能障害など，身体内部が原因の障害をいう。

2 身体障害者手帳

（1）手帳の交付（第15条）

　　身体障害者手帳は，18歳以上を範囲とする身体障害者福祉法の対象者だけでなく，18歳未満を範囲とする児童福祉法の対象者にも交付され，手帳を持つことで年齢を問わず福祉サービス等が受けやすくなっている。

　　身体障害者手帳の交付を受けるには，都道府県知事の定める医師の診断書を添えて，その居住地（居住地を有しない場合はその現在地）の福祉事務所（福祉事務所を設置しない市町村の場合はその市町村長）に申請する。また，18歳未満の者に身体障害者手帳を交付したときはその居住地の保健所長に福祉事務所長がその旨を通知することが義務付けられている。

　　身体障害者手帳の所持は，「身体障害者」としてのひとつの証であり，持っていることで多くのサービスやメリットを受けることができるが，身体障害者手帳を持つかどうかの選択は強制ではないため，手帳は必要ないという場合は申請しなくてもよい。

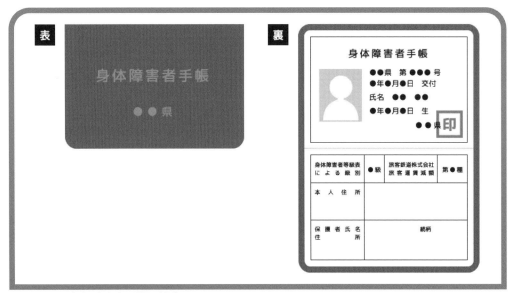

図9−1　身体障害者手帳（例）

（2）障害の等級

　　身体障害者手帳には6つの等級がある。等級が上がるほど重度の障害であり，6級が一番軽度の障害である（表9−2）。7級の障害は，単独では交付の対象とならないが，7級の障害が2つ以上重複する場合，または7級の障害が6級以上の障害と重複する場合は対象となる。

3級の内部障害に該当する障害には，心臓，肝臓，呼吸器，膀胱などさまざまな内臓疾患があるが，その中でも特に患者が多いとされるじん臓の機能障害の等級例を表9－3に示す。1級に該当するじん臓疾患の状態とは，一般的に人工透析を行っている，あるいは近い将来に行う可能性がある状態の者が対象となる。

表9－2　等級と障害の程度の目安

等級	程　度
1級	最重度
2級	重　度
3級	中　度（内部障害なら重度扱い）
4級	中　度
5級	軽　度
6級	軽　度
7級	手帳交付なし

表9－3　じん臓機能障害の身体障害者障害程度等級表

等級	程　度
1級	じん臓の機能の障害により自己の身辺の日常生活活動が極端に制限される
2級	該当なし
3級	じん臓の機能の障害により家庭内での日常生活活動が極端に制限される
4級	じん臓の機能の障害により社会での日常生活活動が極端に制限される
5級	該当なし
6級	該当なし

3　援護の実施機関

　身体障害者手帳を交付された障害者に行う行政の取り組みを**援護**という。

> **第9条**　この法律に定める身体障害者又はその介護を行う者に対する援護は，その身体障害者の居住地の市町村（特別区を含む。以下同じ。）が行うものとする。ただし，身体障害者が居住地を有しないか，又は明らかでない者であるときは，その身体障害者の現在地の市町村が行うものとする。
> 2～9　【略】

　援護を行う機関は市町村であるが，直接の窓口は市町村が設置する福祉事務所である（第9条の2）。また，都道府県は市町村の援護の適切な実施の支援のため，**身体障害者更生相談所**を設け（第11条），**身体障害者福祉司**を置かなければならないとされている（第11条の2）。

4 更生援護

　身体障害者手帳の交付を受けた身体障害者は，さまざまな福祉サービス，介護サービス，年金，社会参加を促進する事業の実施，医療の助成制度（更生医療）などの公的援助を受け，利用することができる。以下にその一部を紹介する。

①身体障害者社会参加支援施設：身体障害者福祉センター，補装具製作施設，盲導犬訓練施設，視聴覚障害者情報提供施設。

②医療保健施設：地域保健法に基づく保健所ならびに医療法に規定する病院，診療所。

③身体障害者生活訓練等事業：手話通訳事業，介助犬訓練事業，聴導犬訓練事業。

④障害福祉サービス，障害者支援施設への入所等の措置。

⑤身体障害者のスポーツ活動への参加を促進する事業など。

⑥身体障害者更生相談所。

知的障害者福祉法 4

　この法律は，知的障害者の自立と社会経済活動への参加を促進するため，知的障害者を援助するとともに必要な保護を行い，もって知的障害者の福祉を図ることを目的としている。

　知的障害については法律に規定はなく，国の調査（平成12年知的障害児（者）基礎調査）において「知的機能の障害が発達期（おおむね18歳まで）にあらわれ，日常生活に支障が生じているため，何らかの特別の援助を必要とする状態にあるもの」と定義されている。また，知的障害の程度を軽度（IQ*70〜51），中度（IQ50〜36），重度（IQ35〜21），最重度（IQ20以下）と分けている。

＊IQ：知能指数。知能水準や発達の程度を測定した検査値。

1 援護の実施機関

　知的障害者またはその介護を行う者に対する更生援護は，その知的障害者の居住地の市町村が行うものとする。ただし，知的障害者が居住地を有しないか，または明らかでない者であるときは，その知的障害者の現在地の市町村が行うものとする（第9条）。

　知的障害者の援護を行う機関は，市町村が設置した福祉事務所である（第10条）。

　さらに，都道府県に対しては，知的障害者に関する相談および指導のうち，専門的な知識や技術を必要とするもの，知的障害者の医学的，心理学的，職能的判定などを行う

知的障害者更生相談所を設けるよう定めている（第12条）。知的障害者更生相談所には，専門的相談指導を行う**知的障害者福祉司**を配置することとされている（第13条）。

2 サービス，更生援護

　市町村は，知的障害者がやむを得ない事由により介護給付費等（療養介護等にかかわるものを除く）の支給を受けることが著しく困難であると認めるときは，その知的障害者につき，障害者福祉サービスを提供することができる。また，障害者支援施設に入所をさせてその更生援護を行うことができる（第15条の4，第16条）。

3 療育手帳

　この制度は，知的障害児（者）に対して一貫した指導・相談を行うとともに，これらの者に対する各種の援助措置を受けやすくするため，知的障害児（者）に手帳を交付し，もって知的障害児（者）の福祉の増進に資することを目的としている。また，手帳は，都道府県が設置する知的障害者更生相談所または児童相談所において知的障害であると判定された者に対して交付する。

　この手帳の交付を受けると，特別児童扶養手当，心身障害者扶養共済，公営住宅の優先入居，国税・地方税の諸控除および減免，旅客鉄道等の旅客運賃割引などの援助のほか，各自治体独自の援助が受けられる。

　療育手帳は身体障害者手帳や精神障害者保健福祉手帳と異なり，国ではなく各自治体の条例で実施されており，独自の名称がつけられている（例えば，東京都，横浜市：「愛の手帳」，名古屋市，青森県：「愛護手帳」，埼玉県：「緑の手帳」など）。また，手帳に記載されている障害の程度や判定基準も統一されておらず，国が定めたもの（療育手帳制度について，昭和48年9月27日，厚生省児発第156号，厚生事務次官通知）を基準につくられている。国が定めた基準は表9-4のとおりである。

表9-4　知的障害の程度および判定基準

重度（A）とそれ以外（B）に区分
○重度（A）の基準
①知能指数が概ね35以下であって，次のいずれかに該当する者
・食事，着脱衣，排便および洗面等日常生活の介助を必要とする。
・異食，興奮などの問題行動を有する。
②知能指数が概ね50以下であって，盲，ろうあ，肢体不自由等を有する者
○それ以外（B）の基準
重度（A）のもの以外
※なお，自治体によっては，独自に重度（A）とそれ以外（B）を細分化している場合もある。

精神保健及び精神障害者福祉に関する法律 ⑤

　この法律は，精神障害者に対する適切な医療・保護を行い，障害者の日常生活および社会生活を総合的に支援するための法律である。さらに，社会復帰の促進および自立と社会経済活動への参加の促進のために必要な援助を行う。そして，その発生の予防そのほか国民の精神的健康の保持および増進に努める法律である。

　この法律の中の「医療」は**入院医療**について定めたものであり，通院医療は，障害者総合支援法（自立支援医療）の対象である。

1 定　　義

　この法律で規定される**精神障害者**とは，統合失調症，精神作用物質による急性中毒またはその依存症，知的障害，精神病質その他の精神疾患を有する者をいう（第5条）。

　精神病質その他の精神疾患とは，気分（感情）障害，非定型精神病，てんかん，器質性精神障害（高次脳機能障害を含む），発達障害，その他の精神疾患とされている。

2 精神保健指定医

　精神保健指定医となるためには，3年以上精神障害の診断または治療に従事した経験を有することなど，専門知識および技能を有すると認められ，厚生労働大臣の登録を受けた者であって，厚生労働省令で定めた研修を修了した者を**精神保健指定医**とする（第18条）。

　指定医となると，精神障害者に対し，入院が必要であるかどうかの判定や入院を継続するか否かの判定，そのほか，行動の制限を必要とするかの判定や入院中の者の診察ならびに一時退院の判定などの職務を行う（第19条の4）。

3 都道府県の責務

　①**精神保健福祉センター**の設置：精神保健の向上および精神障害者の福祉の増進を図るための機関。精神障害者の相談および指導，調査研究を行う（第6条）。

　②**地方精神保健福祉審議会**：精神保健および精神障害者の福祉に関する事項を調査審議する機関（第9条）。

　③**専門病院**の設置：都道府県立精神科病院，指定病院，精神科救急医療の確保（第19条の7，第19条の8，第19条の11）。

4 入院と公費負担医療

　この法律に定められた精神障害者は，都道府県が設置した精神科病院（生活保護法の救護施設，児童福祉法の知的障害者援護施設等を含む）に入院しなければならないとしている。また，入院の際には5種類の入院形態のいずれかで入院をすることになる（表9-5）。

　表9-5に示した入院形態のうち公費負担医療の対象となる入院は，**措置入院**と**緊急措置入院**である。

　給付割合は，医療保険優先の全額公費負担となり，保険診療分の患者の医療費負担は0円である。ただし，一定以上の所得がある者に関しては2万円／月を上限として医療費を徴収する。また，公費負担者番号は **20** である（図9-2）。

　そのほか，「医療保護入院」，「応急入院」，「任意入院」は，公費負担医療の対象外とし，通常の診療と同じ扱いになる。

表9-5　精神障害者の入院形態

入院形態	内　　　　　容
措置入院 （第29条）	・入院させなければ自傷他害のおそれのある精神障害者。 ・一般の住民や警察官等からの通報・届出により精神保健指定医2名の診断の結果が一致した場合に都道府県知事が措置。
緊急措置入院 （第29条の2）	・入院させなければ自傷他害のおそれのある精神障害者。 ・急速な入院の必要性があることが条件で，精神保健指定医の診察は1名で足りるが，入院期間は72時間以内に制限される。
医療保護入院 （第33条）	・入院を必要とする精神障害者で，自傷他害のおそれはないが，任意入院を行う状態にない者。 ・入院の際は精神保健指定医（または特定医師）の診察および保護者（または扶養義務者）等の同意が必要。
応急入院 （第33条の7）	・入院を必要とする精神障害者で，任意入院を行う状態になく，急を要し，保護者の同意が得られない者。 ・精神保健指定医の診察が必要であり，入院期間は72時間以内に制限される。
任意入院 （第20条）	・入院を必要とする精神障害者で，入院について本人の同意がある者。 ・精神保健指定医の診察は不要。

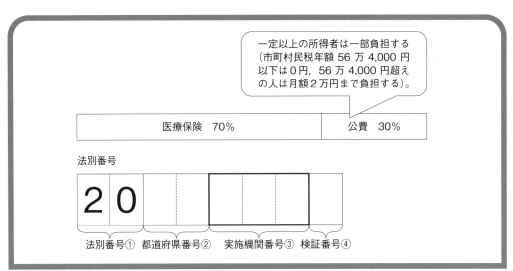

図9-2　措置入院，緊急措置入院時の医療費給付割合とレセプト公費負担者番号

5 精神障害者保健福祉手帳

　この手帳は，一定の精神障害の状態にあることを認定するものである。手帳を交付することにより，精神障害者が自立し，社会参加を積極的に行えるよう，さまざまな制度やサービスを利用しやすくすることを目的としている。

（1）障害等級

　手帳には障害等級があり，障害の程度に応じて重度のものから１級，２級および３級とし，判定にあたっては，精神疾患（機能障害）の状態とそれに伴う生活能力障害の状態の両面から総合的に判定を行う（表9-6）。

表9-6　精神障害の障害等級

等級	
1級	・他人の手伝いがなければ日常生活を送るのが難しい状態。 ・ささいな出来事で症状が悪くなる，再発する可能性がある。
2級	・日常生活で常に他人の手伝いを必要ではないが，日常にさまざまな制限がある状態。 ・大きな出来事があると症状が悪くなる，再発する可能性がある。
3級	・日常生活は自分で行えるが大きなストレスがかかると困難になる状態。 ・精神障害者の配慮がある職場であれば働ける状態。

（2）交付申請

　手帳の申請は，市町村の担当窓口を経由して都道府県知事に行う（第45条）。申請の

際には指定の申請書のほかに，精神科医の作成した診断書（精神障害にかかわる初診日から6か月を経過した日以降におけるものに限る）が必要である。

手帳の有効期限は2年間である。有効期間を延長する場合は，手帳の更新手続きを行う必要がある（第45条4項）。

（3）受けられるサービス

①経済面のサービス：公共料金の割引，税金の控除など。

②その他：生活福祉資金の貸付け，障害者職場適応訓練の実施，手帳所持者を事業者が雇用した際の障害者雇用率へのカウントなど。

③自治体によって異なるが，入院費が減額される場合がある。

また，障害者総合支援法の自立支援医療（通院医療）による医療費助成や，障害福祉サービスは，精神障害者であれば手帳の有無にかかわらず受けることができる。

発達障害者支援法 6

発達障害者（児）が，基本的人権を享有する個人としての尊厳にふさわしい日常生活や社会生活を営むことができるよう，社会全体で支援を行う法律であり，下記のような特徴がある（第1条参照）。

①発達障害の早期発見：なるべく早い段階で適切な支援を受けることで，ひとり一人の個性にあったサポートを行える。

②乳幼児期から高齢期まで切れ目のない教育・福祉・医療・労働などが緊密に連携しながらその人にあった支援を行う。

③発達障害者（児）の支援は社会的障壁＊を除去するために行う。

＊社会的障壁：発達障害者が日常生活や社会生活を送るうえで直面する不利益のことであり，その障壁を除去するには障害の有無に関係なく暮らせるように社会が改善されなければならない，という考え方のこと（第2条3項参照）。

1 定　義

第2条　この法律において「発達障害」とは，自閉症，アスペルガー症候群その他の広汎性発達障害，学習障害，注意欠陥多動性障害その他これに類する脳機能の障害であってその症状が通常低年齢において発現するものとして政令で定めるものをいう。

> 2　この法律において「発達障害者」とは，発達障害がある者であって発達障害
> 及び社会的障壁により日常生活又は社会生活に制限を受けるものをいい，「発
> 達障害児」とは，発達障害者のうち18歳未満のものをいう。
>
> 3・4　【略】

　上記の発達障害の範囲で「政令で定めるもの」とは，体の動かし方の不器用さ，我慢していても声が出たり体が動いてしまったりするチック，一般的に吃音と言われるような話し方などである。

2　支援施策

（1）児童の発達障害の早期発見（市町村）

　市町村は，母子保健法第12，第13条に規定する健康診査を行うにあたり，発達障害の早期発見に十分留意しなければならない（第5条1項）。市町村は，児童に発達障害の疑いがある場合には，適切に支援を行うため，当該児童の保護者に対し都道府県に設置された発達障害者支援センターで適切な相談，情報提供，助言，発達・就労支援等を行う（第5条3項参照）。

（2）発達障害者支援地域協議会（都道府県）

　地域における発達障害者の課題について情報共有を図るとともに，関係者等の連携の緊密化と，地域の実情に応じた体制整備について協議を行う（第19条の2第2項）。

（3）家庭・教育・福祉連携推進事業（市町村）

　①教育委員会，福祉部局，学校，障害児通所支援事業所の関係構築の場を設置する。
　②障害福祉制度の周知を図るための福祉部局と教育委員会による合同研修の実施する。
　③保護者を支援する。

（4）発達障害者の就労支援の推進（都道府県，市町村）

　特別支援チーム（ジョブサポーター，福祉部局職員，公認心理士等）による就職活動困難学生への支援やハローワークにおいて，発達障害の要因によりコミュニケーション能力に困難を抱えている求職者に個別指導や支援を行う（第10条1項参照）。また，各労働局において就労講座を開設する。

（5）専門的な医療機関の確保，医療または保健の業務に従事する者に対する知識の普及および啓発

> **第19条**　都道府県は，専門的に発達障害の診断及び発達支援を行うことができると認める病院又は診療所を確保しなければならない。
> **2**　【略】

> **第22条**　国及び地方公共団体は，医療又は保健の業務に従事する者に対し，発達障害の発見のため必要な知識の普及及び啓発に努めなければならない。

> **第23条**　国及び地方公共団体は，個々の発達障害者の特性に応じた支援を適切に行うことができるよう発達障害に関する専門的知識を有する人材の確保，養成及び資質の向上を図るため，医療，保健，福祉，教育，労働等並びに捜査及び裁判に関する業務に従事する者に対し，個々の発達障害の特性その他発達障害に関する理解を深め，及び専門性を高めるため研修を実施することその他の必要な措置を講じるものとする。

障害者総合支援法 7

　この法律は，正式名称を「障害者の日常生活及び社会生活を総合的に支援するための法律」といい，障害者と障害児を対象とした障害保健福祉政策について定めた法律である。障害者基本法の理念にのっとり，障害者および障害児が基本的人権を享有する個人としての尊厳にふさわしい日常生活または社会生活を営むことができるよう総合的な支援を行う。

1 対象となる人

　対象者は，障害者総合支援法第4条に規定された障害者であり，具体的には表9−7のとおりである。障害者総合支援法の特徴は，身体・知的・精神障害者への支援だけではなく，難病の人も対象となっていることである。これにより，身体障害者手帳の対象外の難病で手帳の取得ができない障害者に対しても障害福祉サービスが提供されることになる。

表９－７　障害者総合支援法による対象者の定義

身体障害者	身体障害者福祉法第４条に規定された身体障害者で18歳以上の人。
知的障害者	知的障害者福祉法にいう知的障害者で18歳以上の人。
精神障害者	精神障害者福祉法第５条に規定された精神障害者（発達障害者を含む）で18歳以上の人。
難　　病	治療法が確立していない疾病，その他の特殊の疾病であり，政令で定める障害の程度が厚生労働大臣の定める程度の者で18歳以上の人。 2019年７月時点で361疾病が対象となっている。
障　害　児	児童福祉法第４条２項（身体障害，知的障害，精神障害，発達障害）に定める障害児と，治療方法が確立していない疾病，その他の特殊の疾病で，政令で定める障害の程度が厚生労働大臣の定める程度の18歳未満の障害児。

2 さまざまなサービス

　障害者（児）が自立した日常生活および社会生活を営むことができるよう，住民に最も身近な市町村を中心として支援事業が実施される。市町村および都道府県は，地域で生活する障害者（児）のニーズを踏まえ，地域の実情に応じた柔軟な事業形態での実施が可能となるよう，事業の詳細を決定し，効率的・効果的な取り組みをしている。

　この法律により，障害者（児）は障害の種類を問わず，各自が必要となる支援事業を公平に受けることができる。

（1）障害者を対象としたサービス

　図９－３は都道府県と市町村が行う支援事業の一覧である。支援事業は，市町村が行う**自立支援給付**と，市町村と都道府県が行う**地域生活支援事業**に分けられる。

1）自立支援給付（第６条）

　市町村が行う自立支援給付は，利用者（障害者）に対して個別に給付される。

　大別して，介護給付，訓練等給付，相談支援，自立支援医療，補装具がある。この中の**自立支援医療**は，医療費の助成すなわち公費負担医療である。**補装具**は，障害者の失われた部位や障害機能を補い，日常生活や職業活動を容易にする義肢，車いす，補聴器，盲人安全杖，装具などの用具をいい，その給付や修理を行う。

　サービスを利用する場合は，事前に80項目におよぶ調査を行い，その人に必要な支援の度合い（**障害支援区分**）を測り，その度合いに応じたサービスが利用できるようになっている。

2）地域生活支援事業（第77条）

　市町村と都道府県が行う地域生活支援事業は，障害者が暮らしている地域環境や，居住する障害者の人数，障害の程度に応じ，必要な支援を行う事業である。

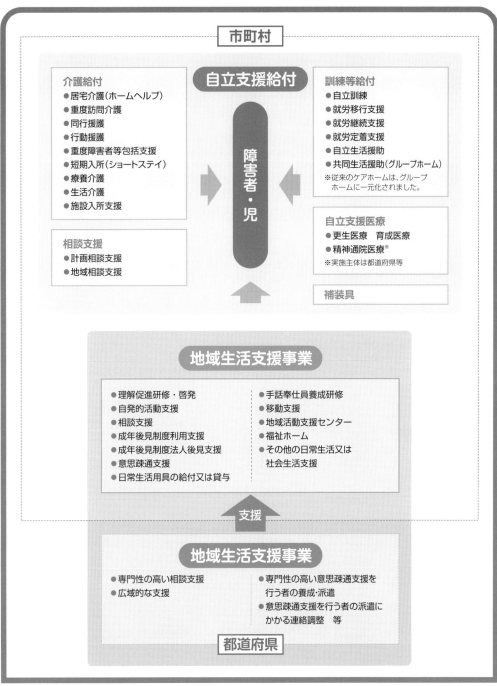

市町村

自立支援給付

介護給付
- 居宅介護(ホームヘルプ)
- 重度訪問介護
- 同行援護
- 行動援護
- 重度障害者等包括支援
- 短期入所(ショートステイ)
- 療養介護
- 生活介護
- 施設入所支援

相談支援
- 計画相談支援
- 地域相談支援

障害者・児

訓練等給付
- 自立訓練
- 就労移行支援
- 就労継続支援
- 就労定着支援
- 自立生活援助
- 共同生活援助(グループホーム)
※従来のケアホームは、グループ
ホームに一元化されました。

自立支援医療
- 更生医療　育成医療
- 精神通院医療※
※実施主体は都道府県等

補装具

地域生活支援事業

- 理解促進研修・啓発
- 自発的活動支援
- 相談支援
- 成年後見制度利用支援
- 成年後見制度法人後見支援
- 意思疎通支援
- 日常生活用具の給付又は貸与

- 手話奉仕員養成研修
- 移動支援
- 地域活動支援センター
- 福祉ホーム
- その他の日常生活又は
  社会生活支援

支援

地域生活支援事業

- 専門性の高い相談支援
- 広域的な支援

- 専門性の高い意思疎通支援を
  行う者の養成・派遣
- 意思疎通支援を行う者の派遣に
  かかる連絡調整　等

都道府県

図9−3　障害者を対象としたサービス

出典）全国社会福祉協議会ホームページ：障害福祉サービスの利用について。
https://www.shakyo.or.jp/news/pamphlet_201804.pdf

都道府県		
障害児入所支援	**福祉型障害児入所施設**	施設に入所している障害児に対して、保護、日常生活の指導及び知識技能の付与を行います。
	医療型障害児入所施設	施設に入所又は指定医療機関に入院している障害児に対して、保護、日常生活の指導及び知識技能の付与並びに治療を行います。

市町村		
障害児通所支援	**児童発達支援** **医療型児童発達支援**	児童福祉施設として位置づけられる児童発達支援センターと児童発達支援事業の2類型に大別されます。 様々な障害があっても身近な地域で適切な支援が受けられます。 **①児童発達支援センター／医療型児童発達支援センター** 　通所支援のほか、身近な地域の障害児支援の拠点として、「地域で生活する障害児や家族への支援」、「地域の障害児を預かる施設に対する支援」を実施するなどの地域支援を実施します。医療の提供の有無によって、「児童発達支援センター」と「医療型児童発達支援センター」に分かれます。 **②児童発達支援事業** 　通所利用の未就学の障害児に対する支援を行う身近な療育の場です。
	放課後等デイサービス	学校就学中の障害児に対して、放課後や夏休み等の長期休暇中において、生活能力向上のための訓練等を継続的に提供します。 学校教育と相まって障害児の自立を促進するとともに、放課後等の居場所づくりを推進します。
	居宅訪問型児童発達支援	重度の障害等により外出が著しく困難な障害児の居宅を訪問して発達支援を行います。
	保育所等訪問支援	保育所等（※）を現在利用中の障害児、今後利用する予定の障害児に対して、訪問により、保育所等における集団生活の適応のための専門的な支援を提供し、保育所等の安定した利用を促進します。2018（平成30）年4月の改正により、乳児院・児童養護施設に入所している障害児も対象として追加されました。 （※）保育所、幼稚園、小学校、放課後児童クラブ、乳児院、児童養護施設等

図9－4　障害児を対象としたサービス

出典）全国社会福祉協議会ホームページ：障害福祉サービスの利用について。
https://www.shakyo.or.jp/news/pamphlet_201804.pdf

（2）障害児を対象としたサービス

　　図9－4は，都道府県と市町村における障害児を対象としたサービス一覧である。

　　都道府県では，**障害児入所支援**を行っており，入所を希望する場合は，保護者が児童

相談所に申請をする必要がある。

　市町村は**障害児通所支援**を行っている。通所サービスを利用する場合は，サービス等利用計画を経て，支給決定を受けた後，利用する施設と契約を結ぶ。

3 自立支援医療

　自立支援医療とは，心身の障害を除去・軽減するための医療について，医療費の自己負担額を軽減する公費負担医療制度である。障害の種類により，以下の３つに区分されている。

　①身体障害者福祉法に基づく**更生医療**（法別番号15）

　②児童福祉法に基づく**育成医療**（法別番号16）

　③精神保健及び精神障害者福祉に関する法律に基づく**精神通院医療**（法別番号21）

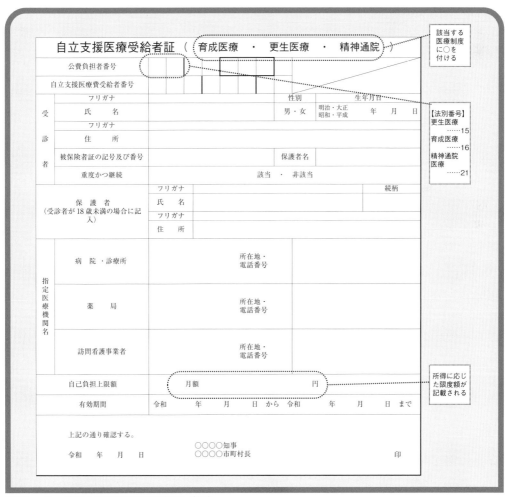

図９−５　自立支援医療受給者証（例）

（1）申請手続きと指定自立支援医療機関

申請手続きは市町村で行う（第53条）。申請が認められると**自立支援医療受給者証**が交付される（第54条3項）。図9-5に見本を示した。自立支援医療受給者証の有効期限は1年間である（都道府県および市町村により異なる場合もある）。

自立支援医療を受けるときは，交付された自立支援医療受給者証と**自己負担上限額管理票**を都道府県知事等により指定された指定自立支援医療機関に提示する（第58条2項）。この受給者証は申請した日から使用できる。

指定自立支援医療機関とは，自立支援医療費の受給者を受け付けることができる都道府県知事の指定を受けた医療機関である（第59条）。

（2）医 療 費

自立支援医療における利用者負担の基本的枠組みは図9-6のとおりである。障害の種類と所得区分ごとに利用者負担は異なる。この中の「重度かつ継続」とは，費用が高額で治療を長期にわたり継続しなければならない状態の者である。それぞれの障害別に説明していこう。

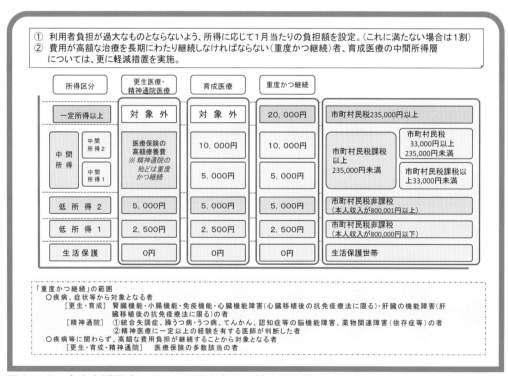

図9-6　自立支援医療における利用者負担の基本的枠組み

出典）厚生労働省ホームページ。
https://www.mhlw.go.jp/bunya/shougaihoken/jiritsu/dl/01.pdf

1）更生医療（法別番号 15）

　身体障害者福祉法に基づき身体障害者手帳を交付された者で，その障害を除去・軽減する手術等の治療により確実に効果が期待できる 18 歳以上の者に対して医療費の一部を助成する。更生医療の対象となる障害と標準的な治療の一覧を表 9 − 8 に示した。

【医療費の額】（図 9 − 6 参照）

①中間所得世帯 1 および 2 は 1 割負担である。

②入院時の食事代は標準負担額が自己負担となる。ただし，生活保護世帯の自己負担額はない。そのほか，保険診療以外の自費分（室料差額や健康診断書など）は自費負担である。

③自己負担額の軽減は，更生医療の対象となる症状に対する治療のみであり，その他の病気やけがの治療（風邪の治療や歯科の治療など）については軽減対象ではない。

④図 9 − 6 下部に記載されている「重度かつ継続」の範囲であるが，例えば人工透析を受けている，血漿分画製剤を投与しているなど，医療保険の特定疾病認定（丸長）を受けている人の場合は，特定疾病認定制度との併用で治療費が算出される。算出方法は次の例を参照。

例）人工透析を継続的に受けている患者

○自立支援（更生医療）受給者証（中間所得者 1 対象 5,000 円負担）

○健康保険の特定疾病療養受療証　　　丸長

　2 つの認定を受けている人の場合

治療費：20 万円 / 月　　健康保険：3 割負担　　　　　　患者の負担 5,000 円

健康保険負担 14 万円	丸長	高額医療費 5 万円

公費 5,000 円

表 9 − 8　更生医療の対象となる障害と標準的な治療の例

障　害	疾　病・治　療　の　例
視覚障害	・白内障 → 水晶体摘出手術　　　　　　・網膜剥離 → 網膜剥離手術 ・瞳孔閉鎖 → 虹彩切除術　　　　　　　・角膜混濁 → 角膜移植術
聴覚障害	・鼓膜穿孔 → 穿孔閉鎖術　　　　　　　・外耳性難聴 → 形成術
言語障害	・外傷性または手術後に生じる発音構語障害 → 形成術 ・唇顎口蓋裂に起因した音声・言語機能障害を伴うものであって鼻咽腔閉鎖機能不全に対する手術以外に歯科矯正が必要なもの → 歯科矯正
肢体不自由	・関節拘縮，関節硬直 → 形成術，人工関節置換術等
内部障害	・心臓：先天性疾患 → 弁口，心室心房中隔に対する手術 　　　　　後天性疾患 → ペースメーカー埋め込み手術 ・腎臓：腎機能障害 → 人工透析療法，腎臓移植術（抗免疫療法を含む） ・肝臓：肝機能障害 → 肝臓移植術（抗免疫療法を含む） ・小腸：小腸機能障害 → 中心静脈栄養法 ・免疫：HIV による免疫機能障害 → 抗 HIV 療法，免疫調節療法，その他 HIV 感染症に対する治療

2）育成医療（法別番号16）

　　児童福祉法に基づく身体に障害を有する児童で，その障害を除去・軽減する手術等の治療により確実に効果が期待できる18歳未満の児童に対する医療費を助成する。育成医療の対象となる障害と標準的な治療を表9－9に示す。治療費の利用者負担額については図9－6を参照。

　　育成医療の対象となる児童は，児童福祉法による小児慢性特定疾病対策の「小児慢性特定疾病医療受給者証（法別番号52）」の証書も用いている場合が多い。この場合，両方の公費負担医療の特徴を用いて医療費の算出を行うのが一般的である。また，各自治体独自の子ども医療費助成制度がある。助成方法については，各自治体の手続き方法に従うことになる。

3）精神通院医療（法別番号21）

　　精神疾患の公費負担医療は，入院と外来で法律が分かれているのが特徴である。

精神保健及び精神障害者福祉に関する法律（法別番号「20」）：入院の公費負担。
障害者総合支援法の精神通院医療（法別番号「21」）：外来通院の公費負担。

　　通院医療の対象疾病を表9－10に示す。統合失調症，精神作用物質による急性中毒，そのほかの精神疾患（てんかんを含む）を有する者などで，通院による精神医療を継続的に要する病状にある者に対し，その通院医療にかかわる自立支援医療費の支給を行うものである。なお，症状がほとんど消失している患者であっても，軽快状態を維持し再発を予防するためになお通院治療を続ける必要がある場合も対象としている。

　　治療費の利用者負担額については，図9－6を参照。また，精神保健及び精神障害者福祉に関する法律の精神障害者保健福祉手帳の交付を受けている者は，等級によって医療費の助成を行っている自治体もある。

表9-9　育成医療の対象となる障害と標準的な治療の例

障　害	疾　病・治　療　の　例
視覚障害	白内障，先天性緑内障
聴覚障害	先天性耳奇形 → 形成術
言語障害	・口蓋裂等 → 形成術 ・唇顎口蓋裂に起因した音声・言語機能障害を伴う者であって鼻咽腔閉鎖機能不全に対する手術以外に歯科矯正が必要な者 → 歯科矯正
肢体不自由	・先天性股関節脱臼，脊椎側彎症，くる病（骨軟化症）など → 　　　関節形成術，関節置換術および義肢装着のための切断端形成術など
内部障害	・心臓：先天性疾患 → 弁口，心室心房中隔に対する手術 　　　　　後天性疾患 → ペースメーカー埋込み手術 ・腎臓：腎臓機能障害 → 人工透析療法，腎臓移植術（抗免疫療法を含む） ・肝臓：肝臓機能障害 → 肝臓移植術（抗免疫療法を含む） ・小腸：小腸機能障害 → 中心静脈栄養法 ・免疫：HIV による免疫機能障害 → 抗 HIV 療法，免疫調節療法，そのほか HIV 感染症に対する治療 ・その他の先天性内臓障害：先天性食道閉鎖症，先天性腸閉鎖症，鎖肛，巨大結腸症，尿道下裂，停留精巣（睾丸）等 　　　　　　　　　　　　　　→ 尿道形成，人工肛門の造設などの外科手術

表9-10　精神通院医療の対象となる疾患

①病状性を含む器質性精神障害
②精神作用物質使用による精神および行動の障害
③統合失調症，統合失調症型障害および妄想性障害
④気分障害
⑤てんかん
⑥神経性障害，ストレス関連障害および身体表現性障害
⑦生理的障害および身体的要因に関連した行動症候群
⑧成人の人格および行動の障害
⑨精神遅滞
⑩心理的発達の障害
⑪小児期および青年期に通常発症する行動および情緒の障害

①～⑤は「重度かつ継続」対象

【参考文献】

・厚生労働統計協会：厚生の指標 増刊 国民の福祉と介護の動向 2020/2021，厚生労働統計協会，2021.

・社会福祉法人全国社会福祉協議会 / パンフレット等ダウンロード / 障害者総合支援法のサービス利用説明パンフレット（2018年4月版）
https://www.shakyo.or.jp/news/pamphlet_201804.pdf/2021.02

・厚生労働省 / 政策について / 分野別の政策一覧 / 福祉・介護 / 障害者福祉 / 自立支援医療 / 自立支援医療制度の概要 / 4利用者負担 / 自立支援医療における利用者負担の基本的な枠組み
https://www.mhlw.go.jp/bunya/shougaihoken/jiritsu/dl/01.pdf/2021.02

・内閣府 / 内閣府の政策 / 共生社会政策トップ / 障害者施策 / もっと詳しく / 障害者白書 / 令和元年版障害者白書（全体版）/ 参考資料・障害者の状況PDF版
https://www8.cao.go.jp/shougai/whitepaper/r02hakusho/zenbun/pdf/ref2.pdf/2021.02

・厚生労働省 / 政策について / 分野別の政策一覧 / 福祉・介護 / 障害者福祉 / 障害者手帳 / 療養手帳 / 療養手帳制度の概要
https://www.mhlw.go.jp/content/12200000/000609806.pdf/2021.02

第Ⅲ部　介護保険制度

　第Ⅲ部では，介護保険制度について，導入の背景，条文，利用手続きなどについて，全般的な説明を行う。

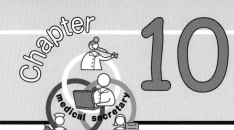

10 介護保険制度の概要

介護保険制度の目的 ①

　介護保険制度の目的は，介護保険法第1条に記されている。

> **第1条**　この法律は，加齢に伴って生ずる心身の変化に起因する疾病等により要介護状態となり，入浴，排せつ，食事等の介護，機能訓練並びに看護及び療養上の管理その他の医療を要する者等について，これらの者が尊厳を保持し，その有する能力に応じ自立した日常生活を営むことができるよう，必要な保健医療サービス及び福祉サービスに係る給付を行うため，国民の共同連帯の理念に基づき介護保険制度を設け，その行う保険給付等に関して必要な事項を定め，もって国民の保健医療の向上及び福祉の増進を図ることを目的とする。

介護保険制度創設の背景 ②

1 背景となった社会状況

　介護保険とは1997（平成9）年12月に制定され，2000（平成12）年4月から実施された保険制度であり，導入の背景にはさまざまな社会情勢が絡んでいる。

　導入の背景にあったのは以下のような社会状況である。特に急激な高齢化社会に伴い早急な対応が必要とされ導入の運びとなった。

1）高齢化の進展とそれに伴う要介護高齢者の増加

　日本は諸外国に類をみない速さで高齢化率が高くなっている。高齢化に伴い，退職後の人生（第2の人生）も長期間になってきている。定年後，社会で働くことができなくなり，加齢により身体機能が低下し自立した生活を送ることがままならない状況の高齢者が多くなっている。

2）介護の長期化・重度化

　以前と比べ高齢化が進んでいるからであろうが，3年以上要介護状態にある高齢者が約50％に達し，約8割以上の人が1年以上も要介護状態である期間が続いている（平

成 16 年（2004）年国民生活基礎調査による）。

3）家族の介護機能低下

「老いては子に従え」という言葉があるように，高齢になり介護が必要であれば子ども
もに面倒を見てもらうというのが従来の主流であったが，1960年代以降，人口は都市
部に集中し，家屋の問題などもあって核家族化が進んでおり，「三世帯同居」という家
族が珍しくなってきた。そのため，家族で介護を行うという状況を維持することが難し
くなってきている。

4）個々の生活の問題

年金制度の充実や，再雇用制度の導入が進んでいることなどにより，高齢者の経済状
況が従来よりも改善していく中で，上記の「家族に介護をしてもらう」という考えも少
しずつ変化してきており，「第2の人生」を送っていくことを考え「子ども達は子ども
達の生活，私達は私たちの生活」というスタイルも増えつつある。

5）介護者の問題

ひと昔前までは「介護する人＝女性」というイメージがあった。その結果，介護者は
要介護者の妻か娘，あるいは息子の妻というのが主流であった。しかし現在では女性の
社会進出が進み，共働きの家庭も増え，介護者についての考え方も変化してきた。

また，「3）家族の介護機能低下」でも述べたように，家族介護が難しくなったこと
により配偶者による介護も多くなってきたが，高齢化が進むにつれて「老老介護」とい
う言葉のように，要介護度の低い高齢配偶者が要介護度の高い高齢配偶者の介護を行う
こととなり，介護を行うことが現実には難しくなってきた。

6）その他の問題

医療保険の崩壊もひとつの要因として考えられる。この問題は「3）家族の介護機能
の低下」とも関連するが，一時期問題となった「社会的入院」がある。退院しても家庭
で看護等ができないため，入院治療が必要なくてもそのまま継続して入院する患者も多
く，社会問題化していた。また，医療保険の未加入者の増加などによって医療保険では
対応ができなくなり，代わりの保険制度の導入が必要となった。

2 介護保険導入前の制度とその問題点

ここでは，導入の背景にあった，介護保険を導入する以前の制度とその問題点をみて
いく。

介護保険制度が導入される前までは，**老人福祉法**に基づく高齢者福祉制度と**老人保健
法**に基づく高齢者医療制度により対応されてきた。

ただ，2つの制度によるサービスの提供と利用が調整されておらず，後述するように，
制度上の問題点が多く指摘されていた。こうした中，高齢者介護について社会的に対応
していかなければならないという認識が強くなり介護保険制度の導入となった。

（1）老人福祉制度
1）老人福祉制度の概要

　　介護保険制度の導入以前では，高齢者介護に関する制度の中心的な存在であった。この制度で，訪問介護・デイサービス・特別養護老人ホーム等のサービスを実施していた。特徴は**措置制度**によってサービスが提供されていたという点である。

　　措置制度とは，行政機関である市町村が，福祉サービス利用希望者にサービス利用の必要性がある判断したとき，必要なサービスを行政処分として決定・提供する仕組みである。

2）老人福祉制度の問題点

　　一番の問題点は，措置制度による事柄があげられる。

　　①サービスの選択　　措置制度では，行政機関が必要と認めなければサービスを実施できないため，利用者がサービス内容についての希望を伝えても，望むサービスが必ず行われるとは限らなかった。

　　②行政機関と利用者の関係　　市町村がサービスを決定するとき，利用者に対して事前調査が行われたが，その調査のひとつとして**資力調査（ミーンズテスト）**を実施してきた。利用者側には，経済状態の調査を行われることに対する抵抗感があり，サービスを受けることを拒否することもあった。また，中には「社会のお世話になる」ことは恥ずかしいというイメージを持つ人もおり，サービス自体をかたくなに拒否する高齢者も少なくなかった。

　　③サービス提供について　　市町村が利用者に対してサービス内容の決定は行うが，実際にはそのサービスのすべてを提供することは不可能なため，民間に委託するケースが多くあった。そのため民間施設も市町村から利用者を紹介してもらうために「同業者との競争意識」，「サービス業としての意識」がなく，提供されるサービスが画一的なサービスばかりであった。

　　④利用者負担等について　　サービス利用者を決定するとき，緊急性の高い者や低所得者層を優先的に決定していた。また，サービスの利用者負担は所得に応じて決定されていたが，低所得者に対しては負担金免除や低額設定の配慮があったため，特に中・高所得者層の負担が相対的に大きく，不公平感が指摘されていた。

（2）老人医療制度
1）老人医療制度の概要

　　老人保健制度による老人医療では，主に訪問看護や老人保健施設等のサービスを実施してきた。医療制度のため，医療機関での入院にも対応してきた。

2）老人医療制度の問題点

　　この制度では医療と介護との接点がないことなどに起因する問題点があげられる。

　　①医療費の高騰　　年ごとに医療費の高騰が目立つようになり，保険者側も医療保険

の破綻になりかねない状態となった。

②**医療機関での長期入院**　　医療機関での医療的処置が終了したにもかかわらず，自宅での受け入れ態勢が整わない場合や，転院先の施設が見当たらないなどの事例が多数あり，高齢者の入院の長期化（**社会的入院**）が問題視された。また，現在のように長期入院することによる請求点数の減点等が厳しくなかったため，医療機関でも長期入院についての対応を行っていなかった。

③**医療機関での高齢者の待遇について**　　医療機関は本来，医療を提供する場であり，介護を提供する場ではないため，「生活を送る場」としてはふさわしくなかった。

（３）老人福祉制度，老人医療制度，２つの制度間の関係

２つの制度は，互いに連携せずに個別に対応していたため，高齢者介護を実施する際，同様なサービスを行う場合でも，その手続きや利用者負担に不合理な点が多く，サービス利用に当たっての不便が問題視されていた。

3 介護保険制度の創設

（１）介護保険制度創設の狙い

高齢者介護についての問題が深刻化する中で，従来の方式では十分な介護サービスをまかないきれなくなった。そこで，従来の方式とは別の新しい公的保険制度を導入することにより，問題点としてあげられてきた点を改善しつつ，従来の制度も本来の目的を全うしていくのが狙いである。

（２）社会全体としての取り組みの必要性

急速な高齢者人口の増加により，高齢者介護の運営は各市町村だけでの取り組みでは限界に達してきた。このことにより社会全体として支える新しい制度の構築が必要になり，社会全体として取り組み，介護の不安を軽減していく必要があった。

（３）従来の制度の問題点の改善

従来の制度では，利用者に対するサービスという観点から問題点が多かった。特に，**措置制度**は行政機関本位の考えであり，業界としての発展も見込めなかった。介護保険制度の導入により措置制度から利用者本意のサービス提供の考えに変化することにより，高齢者も利用しやすいサービスに変わり，業界も「選ばれる施設」という認識が必要となる。よって競争原理も働くことで業界の活性化につながるのではないかと考えられた。

（4）利用者本位の考え方

　　従来の措置制度では利用者側に「してもらっている」などの心理が多くはたらき，また，実際にサービスを受けるには資力調査などが必要となっていたため，サービスを受けるのを拒む高齢者も少なくなかった。

　　しかし，介護保険では社会保険方式を導入しており，保険料を徴収することにより，利用者にはサービスを受ける権利があり，制限があるにせよ，自分自身で選ぶサービスである，と認識させることで気兼ねなく利用できるようになった。

保険者・被保険者と事務 3

1 保険者と被保険者

（1）保　険　者

　　介護保険の保険者は，①**市町村**，②**特別区**，③**広域連合**などである。

　　保険の運営主体が市町村だと，被保険者数の少ない小規模な地方自治体にとって，保険にかかわる多様な事務を効率的に処理することや，介護サービスの提供体制を整えることは困難な場合がある。そのため，保険者としての運営ができない場合には，隣接する市町村が協力して広域的な介護保険事業の運営に当たることが考えられ，地方自治法に定める**広域連合**または**一部事務組合**を設置し，保険者となることができる。

（2）被保険者

　　介護保険の被保険者は次のとおりである。これは，あくまでも被保険者の定義であり，実際にサービスを利用できる人の定義ではない。

　　　　　＊利用についてはChapter12を参照。

1）第一号被保険者

　　市町村の区域内に住所を有する65歳以上の者。

2）第二号被保険者

　　市町村の区域内に住所を有する40歳以上65歳未満の者で，かつ医療保険加入者。

2 国・地方公共団体の役割

　　介護保険制度では，保険者である市町村などを重層的に支えるため，国や都道府県，市町村の役割が定められている。

（1）国の役割と事務

　　財政支援に加えて，市町村（都道府県）に対する指導・監督，保険給付や保険事故に該当するか（要介護認定）などの基準の設定を担当する。

（2）都道府県の役割と事務

　　財政支援のほか，事業所や施設の指定，指導監督に関する事務，介護保険審査会の設置・運営，ケアマネジャー（介護支援専門員）の養成などを担当する。

（3）市町村の役割と事務

　　市町村が行う主な事務は次のとおりである。

①誰が被保険者であるかという被保険者の資格を把握，確認し管理する。

②被保険者台帳を作成する。

③被保険者証を発行し，必要なときは更新する。

④要介護・要支援の認定を申請した被保険者に対して訪問調査を実施する。

⑤介護認定審査会を設置し，被保険者の申請を受けて介護か必要かどうか判定を行い，認定結果を通知する。

⑥要介護・要支援者に対して，制度に基づいた保険給付を行う。

⑦条例で定めた市町村独自の保険給付である市町村特別給付を実施する。

⑧第一号被保険者の保険料を法律に基づき条例で決定し徴収する。

⑨保険料を滞納する被保険者には督促や滞納処分などで対処する。

⑩地域支援事業として，介護予防事業，包括支援事業その他を行う。

⑪地域密着型サービス，介護予防ケアマネジメントなどに対する指定・指導事業を行う。

⑫事業所に報告・帳簿書類の提出を命じ，立ち入り検査を実施する。

介護保険制度のしくみと財源構成の概要を図 10 − 1 に示す。

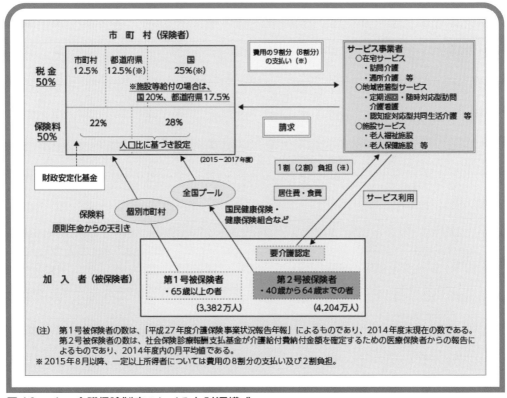

図 10 − 1　介護保険制度のしくみと財源構成

出典）厚生労働省：平成 29 年厚生労働白書。
https://www.mhlw.go.jp/wp/hakusyo/kousei/17/backdata/01-03-01-14.html

地域包括ケアシステム 5

　日本は，世界に類を見ないスピードで高齢化・超高齢化が進んでいる。65歳以上の人口は2040年頃の約3,900万人でピークを迎えると推計されているが，その後も75歳以上の人口割合は増加し続けると予想されている。終戦直後に出生した団塊世代が75歳以上となる2025（令和7）年以降は，国民の医療や介護の需要にさらに増加が見込まれ，ケアを供給する側も十分な体制の維持ができていない。

　このため，厚生労働省においては，2025年を目途に，高齢者の尊厳の保持と自立生活の支援の目的のもとで，可能な限り住み慣れた地域で，自分らしい暮らしを人生の最期まで続けることができるよう，地域の包括的な支援・サービス提供体制（地域包括ケアシステム）の構築を推進している（p.86　図8-2参照）。

　今後，認知症高齢者の増加が見込まれることから，認知症高齢者の地域での生活を支えるために，地域包括ケアシステムの構築が早急に必要である。保険者である市町村や都道府県が，地域の自主性や主体性に基づき，地域の特性に応じたシステムを作り上げていかなければならない。

　しかし，人口が横ばいで75歳以上人口が急増する大都市部，反対に75歳以上人口の増加は緩やかだが人口は減少する町村部等，といったように，高齢化の進展状況には大きな地域差が生じているのが現状であり，地域格差をいかに解消するのかが課題となる。

　また，医療・介護の連携とその在り方についても，医療保険と介護保険とでは制度が異なること，電子カルテ等の情報共有ができていないなどの問題もあると考えられる。

　さらに，制度に精通した人材（コーディネーター）の育成がまだ不十分である。ケアマネジャー（介護支援専門員），社会福祉士等が期待されているが，現在の制度では十分な育成ができているとは言いがたい。したがって，早急な制度の見直しや人材育成が必要であろう。

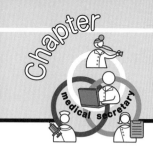

11 介護保険法

　ここでは介護保険法の第1章（総則），第2章（保険者）を抜粋して掲載する。これらの項目は，介護保険を学ぶうえで最も重要であるので，参考にしていただきたい。

1 総　　則

（1）目　　的

第1条　この法律は，加齢に伴って生ずる心身の変化に起因する疾病等により要介護状態となり，入浴，排せつ，食事等の介護，機能訓練並びに看護及び療養上の管理その他の医療を要する者等について，これらの者が尊厳を保持し，その有する能力に応じ自立した日常生活を営むことができるよう，必要な保健医療サービス及び福祉サービスに係る給付を行うため，国民の共同連帯の理念に基づき介護保険制度を設け，その行う保険給付等に関して必要な事項を定め，もって国民の保健医療の向上及び福祉の増進を図ることを目的とする。

（2）介護保険

第2条　介護保険は，被保険者の要介護状態又は要支援状態（以下「要介護状態等」という。）に関し，必要な保険給付を行うものとする。

　2　前項の保険給付は，要介護状態等の軽減又は悪化の防止に資するよう行われるとともに，医療との連携に十分配慮して行われなければならない。

　3　第1項の保険給付は，被保険者の心身の状況，その置かれている環境等に応じて，被保険者の選択に基づき，適切な保健医療サービス及び福祉サービスが，多様な事業者又は施設から，総合的かつ効率的に提供されるよう配慮して行われなければならない。

　4　第1項の保険給付の内容及び水準は，被保険者が要介護状態となった場合においても，可能な限り，その居宅において，その有する能力に応じ自立した日常生活を営むことができるように配慮されなければならない。

（3）保　険　者

第3条　市町村及び特別区は，この法律の定めるところにより，介護保険を行うものとする。

2　市町村及び特別区は，介護保険に関する収入及び支出について，政令で定めるところにより，特別会計を設けなければならない。

（4）国民の努力および義務

第4条　国民は，自ら要介護状態となることを予防するため，加齢に伴って生ずる心身の変化を自覚して常に健康の保持増進に努めるとともに，要介護状態となった場合においても，進んでリハビリテーションその他の適切な保健医療サービス及び福祉サービスを利用することにより，その有する能力の維持向上に努めるものとする。

　2　国民は，共同連帯の理念に基づき，介護保険事業に要する費用を公平に負担するものとする。

（5）国および地方公共団体の責務

第5条　国は，介護保険事業の運営が健全かつ円滑に行われるよう保健医療サービス及び福祉サービスを提供する体制の確保に関する施策その他の必要な各般の措置を講じなければならない。

　2　都道府県は，介護保険事業の運営が健全かつ円滑に行われるように，必要な助言及び適切な援助をしなければならない。

　3　国及び地方公共団体は，被保険者が，可能な限り，住み慣れた地域でその有する能力に応じ自立した日常生活を営むことができるよう，保険給付に係る保健医療サービス及び福祉サービスに関する施策，要介護状態等となることの予防又は要介護状態等の軽減若しくは悪化の防止のための施策並びに地域における自立した日常生活の支援のための施策を，医療及び居住に関する施策との有機的な連携を図りつつ包括的に推進するよう努めなければならない。

　4　国及び地方公共団体は，前項の規定により同項に掲げる施策を包括的に推進するに当たっては，障害者その他の者の福祉に関する施策との有機的な連携を図るよう努めるとともに，地域住民が相互に人格と個性を尊重し合いながら，参加し，共生する地域社会の実現に資するよう努めなければならない。

（6）医療保険者の協力

第6条　医療保険者は，介護保険事業が健全かつ円滑に行われるよう協力しなければならない。

（7）定　　義（第7条，第8条）
1）要介護状態（第7条1項）

> **第7条**　…【略】…　身体上又は精神上の障害があるために，入浴，排せつ，食事等の日常生活における基本的な動作の全部又は一部について，厚生労働省令で定める期間にわたり継続して，常時介護を要すると見込まれる状態であって，その介護の必要の程度に応じて厚生労働省令で定める区分（以下「要介護状態区分」という。）のいずれかに該当するもの（要支援状態に該当するものを除く。）をいう。

2）要支援状態（第7条2項）

> **2**　…【略】…　身体上若しくは精神上の障害があるために入浴，排せつ，食事等の日常生活における基本的な動作の全部若しくは一部について厚生労働省令で定める期間にわたり継続して常時介護を要する状態の軽減若しくは悪化の防止に特に資する支援を要すると見込まれ，又は身体上若しくは精神上の障害があるために厚生労働省令で定める期間にわたり継続して日常生活を営むのに支障があると見込まれる状態であって，支援の必要の程度に応じて厚生労働省令で定める区分（以下「要支援状態区分」という。）のいずれかに該当するものをいう。

3）要介護者（第7条3項）

> **3**　…【略】…　次の各号のいずれかに該当する者をいう。
> 一　要介護状態にある65歳以上の者
> 二　要介護状態にある40歳以上65歳未満の者であって，その要介護状態の原因である身体上又は精神上の障害が加齢に伴って生ずる心身の変化に起因する疾病であって政令で定めるもの（以下「特定疾病」という。）によって生じたものであるもの

4）要支援者（第7条4項）

> **4**　…【略】…　次の各号のいずれかに該当する者をいう。
> 一　要支援状態にある65歳以上の者
> 二　要支援状態にある40歳以上65歳未満の者であって，その要支援状態の原因である身体上又は精神上の障害が特定疾病によって生じたものであるもの

5）居宅サービス（第8条1項）

> **第8条**　…【略】…　「居宅サービス」とは，訪問介護，訪問入浴介護，訪問看護，

> 訪問リハビリテーション，居宅療養管理指導，通所介護，通所リハビリテーション，短期入所生活介護，短期入所療養介護，特定施設入居者生活介護，福祉用具貸与及び特定福祉用具販売をいい，「居宅サービス事業」とは，居宅サービスを行う事業をいう。

6）訪問介護（第8条2項）

> 2 …【略】… 「訪問介護」とは，要介護者であって，居宅（老人福祉法（昭和38年法律第133号）第20条の6に規定する軽費老人ホーム，同法第29条第1項に規定する有料老人ホーム（以下「有料老人ホーム」という。）その他の厚生労働省令で定める施設における居室を含む。以下同じ。）において介護を受けるもの（以下「居宅要介護者」という。）について，その者の居宅において介護福祉士その他政令で定める者により行われる入浴，排せつ，食事等の介護その他の日常生活上の世話であって，厚生労働省令で定めるもの（定期巡回・随時対応型訪問介護看護（第15項第2号に掲げるものに限る。）又は夜間対応型訪問介護に該当するものを除く。）をいう。

7）訪問入浴介護（第8条3項）

> 3 …【略】… 「訪問入浴介護」とは，居宅要介護者について，その者の居宅を訪問し，浴槽を提供して行われる入浴の介護をいう。

8）訪問看護（第8条4項）

> 4 …【略】… 「訪問看護」とは，居宅要介護者（主治の医師がその治療の必要の程度につき厚生労働省令で定める基準に適合していると認めたものに限る。）について，その者の居宅において看護師その他厚生労働省令で定める者により行われる療養上の世話又は必要な診療の補助をいう。

9）訪問リハビリテーション（第8条5項）

> 5 …【略】… 「訪問リハビリテーション」とは，居宅要介護者（主治の医師がその治療の必要の程度につき厚生労働省令で定める基準に適合していると認めたものに限る。）について，その者の居宅において，その心身の機能の維持回復を図り，日常生活の自立を助けるために行われる理学療法，作業療法その他必要なリハビリテーションをいう。

10）居宅療養管理指導（第8条6項）

> 6 …【略】… 「居宅療養管理指導」とは，居宅要介護者について，病院，診

療所又は薬局（以下「病院等」という。）の医師，歯科医師，薬剤師その他厚生労働省令で定める者により行われる療養上の管理及び指導であって，厚生労働省令で定めるものをいう。

11）通所介護（第8条7項）

7 …【略】… 「通所介護」とは，居宅要介護者について，老人福祉法第5条の2第3項の厚生労働省令で定める施設又は同法第20条の2の2に規定する老人デイサービスセンターに通わせ，当該施設において入浴，排せつ，食事等の介護その他の日常生活上の世話であって厚生労働省令で定めるもの及び機能訓練を行うこと（利用定員が厚生労働省令で定める数以上であるものに限り，認知症対応型通所介護に該当するものを除く。）をいう。

12）通所リハビリテーション（第8条8項）

8 …【略】… 「通所リハビリテーション」とは，居宅要介護者（主治の医師がその治療の必要の程度につき厚生労働省令で定める基準に適合していると認めたものに限る。）について，介護老人保健施設，介護医療院，病院，診療所その他の厚生労働省令で定める施設に通わせ，当該施設において，その心身の機能の維持回復を図り，日常生活の自立を助けるために行われる理学療法，作業療法その他必要なリハビリテーションをいう。

13）短期入所生活介護（第8条9項）

9 …【略】… 「短期入所生活介護」とは，居宅要介護者について，老人福祉法第5条の2第4項の厚生労働省令で定める施設又は同法第20条の3に規定する老人短期入所施設に短期間入所させ，当該施設において入浴，排せつ，食事等の介護その他の日常生活上の世話及び機能訓練を行うことをいう。

14）短期入所療養介護（第8条10項）

10 …【略】… 「短期入所療養介護」とは，居宅要介護者（その治療の必要の程度につき厚生労働省令で定めるものに限る。）について，介護老人保健施設，介護医療院その他の厚生労働省令で定める施設に短期間入所させ，当該施設において看護，医学的管理の下における介護及び機能訓練その他必要な医療並びに日常生活上の世話を行うことをいう。

15）特定施設入居者生活介護（第8条11項）

11 …【略】… 「特定施設」とは，有料老人ホームその他厚生労働省令で定め

る施設であって，第21項に規定する地域密着型特定施設でないものをいい，「特定施設入居者生活介護」とは，特定施設に入居している要介護者について，当該特定施設が提供するサービスの内容，これを担当する者その他厚生労働省令で定める事項を定めた計画に基づき行われる入浴，排せつ，食事等の介護その他の日常生活上の世話であって厚生労働省令で定めるもの，機能訓練及び療養上の世話をいう。

16) 福祉用具貸与（第8条12項）

12　…【略】…　「福祉用具貸与」とは，居宅要介護者について福祉用具（心身の機能が低下し日常生活を営むのに支障がある要介護者等の日常生活上の便宜を図るための用具及び要介護者等の機能訓練のための用具であって，要介護者等の日常生活の自立を助けるためのものをいう。次項並びに次条第10項及び第11項において同じ。）のうち厚生労働大臣が定めるものの政令で定めるところにより行われる貸与をいう。

17) 認知症対応型共同生活介護（第8条20項）

20　…【略】…　「認知症対応型共同生活介護」とは，要介護者であって認知症であるもの（その者の認知症の原因となる疾患が急性の状態にある者を除く。）について，その共同生活を営むべき住居において，入浴，排せつ，食事等の介護その他の日常生活上の世話及び機能訓練を行うことをいう。

18) 居宅介護支援（第8条24項）

24　…【略】…「居宅介護支援」とは，居宅要介護者が第41条第1項に規定する指定居宅サービス又は特例居宅介護サービス費に係る居宅サービス若しくはこれに相当するサービス，第42条の2第1項に規定する指定地域密着型サービス又は特例地域密着型介護サービス費に係る地域密着型サービス若しくはこれに相当するサービス及びその他の居宅において日常生活を営むために必要な保健医療サービス又は福祉サービス（以下この項において「指定居宅サービス等」という。）の適切な利用等をすることができるよう，当該居宅要介護者の依頼を受けて，その心身の状況，その置かれている環境，当該居宅要介護者及びその家族の希望等を勘案し，利用する指定居宅サービス等の種類及び内容，これを担当する者その他厚生労働省令で定める事項を定めた計画(以下この項，第115条の45第2項第3号及び別表において「居宅サービス計画」という。)を作成するとともに，当該居宅サービス計画に基づく指定居宅サービス等の提供が確保されるよう，第41条第1項に規定する指定居宅サービス事業者，第

42 条の 2 第 1 項に規定する指定地域密着型サービス事業者その他の者との連絡調整その他の便宜の提供を行い，並びに当該居宅要介護者が地域密着型介護老人福祉施設又は介護保険施設への入所を要する場合にあっては，地域密着型介護老人福祉施設又は介護保険施設への紹介その他の便宜の提供を行うことをいい，「居宅介護支援事業」とは，居宅介護支援を行う事業をいう。

19) 介護保険施設（第 8 条 25 項）

25 …【略】…「介護保険施設」とは，第 48 条第 1 項第 1 号に規定する指定介護老人福祉施設，介護老人保健施設及び介護医療院をいう。

20) 施設サービス（第 8 条 26 項）

26 …【略】…「施設サービス」とは，介護福祉施設サービス，介護保健施設サービス及び介護医療院サービスをいい，「施設サービス計画」とは，介護老人福祉施設，介護老人保健施設又は介護医療院に入所している要介護者について，これらの施設が提供するサービスの内容，これを担当する者その他厚生労働省令で定める事項を定めた計画をいう。

21) 介護老人福祉施設（第 8 条 27 項）

27 …【略】…「介護老人福祉施設」とは，老人福祉法第 20 条の 5 に規定する特別養護老人ホーム（入所定員が 30 人以上であるものに限る。以下この項において同じ。）であって，当該特別養護老人ホームに入所する要介護者に対し，施設サービス計画に基づいて，入浴，排せつ，食事等の介護その他の日常生活上の世話，機能訓練，健康管理及び療養上の世話を行うことを目的とする施設をいい，「介護福祉施設サービス」とは，介護老人福祉施設に入所する要介護者に対し，施設サービス計画に基づいて行われる入浴，排せつ，食事等の介護その他の日常生活上の世話，機能訓練，健康管理及び療養上の世話をいう。

22) 介護老人保健施設（第 8 条 28 項）

28 …【略】…「介護老人保健施設」とは，要介護者であって，主としてその心身の機能の維持回復を図り，居宅における生活を営むことができるようにするための支援が必要である者（その治療の必要の程度につき厚生労働省令で定めるものに限る。以下この項において単に「要介護者」という。）に対し，施設サービス計画に基づいて，看護，医学的管理の下における介護及び機能訓練その他必要な医療並びに日常生活上の世話を行うことを目的とする施設として，第 94 条第 1 項の都道府県知事の許可を受けたものをいい，「介護保健施設

サービス」とは，介護老人保健施設に入所する要介護者に対し，施設サービス計画に基づいて行われる看護，医学的管理の下における介護及び機能訓練その他必要な医療並びに日常生活上の世話をいう。

23）介護医療院（第8条29項）

29　…【略】…「介護医療院」とは，要介護者であって，主として長期にわたり療養が必要である者（その治療の必要の程度につき厚生労働省令で定めるものに限る。以下この項において単に「要介護者」という。）に対し，施設サービス計画に基づいて，療養上の管理，看護，医学的管理の下における介護及び機能訓練その他必要な医療並びに日常生活上の世話を行うことを目的とする施設として，第107条第1項の都道府県知事の許可を受けたものをいい，「介護医療院サービス」とは，介護医療院に入所する要介護者に対し，施設サービス計画に基づいて行われる療養上の管理，看護，医学的管理の下における介護及び機能訓練その他必要な医療並びに日常生活上の世話をいう。

24）医療保険各法（第7条6項）

6　この法律において「医療保険各法」とは，次に掲げる法律をいう。
一　健康保険法（大正11年法律第70号）
二　船員保険法（昭和14年法律第73号）
三　国民健康保険法（昭和33年法律第192号）
四　国家公務員共済組合法（昭和33年法律第128号）
五　地方公務員等共済組合法（昭和37年法律第152号）
六　私立学校教職員共済法（昭和28年法律第245号）

25）医療保険者（第7条7項）

7　この法律において「医療保険者」とは，医療保険各法の規定により医療に関する給付を行う全国健康保険協会，健康保険組合，都道府県及び市町村（特別区を含む。），国民健康保険組合，共済組合又は日本私立学校振興・共済事業団をいう。

26）医療保険加入者（第7条8項）

8　この法律において「医療保険加入者」とは，次に掲げる者をいう。
一　健康保険法の規定による被保険者。ただし，同法第3条第2項の規定による日雇特例被保険者を除く。
二　船員保険法の規定による被保険者

三　国民健康保険法の規定による被保険者

四　国家公務員共済組合法又は地方公務員等共済組合法に基づく共済組合の組合員

五　私立学校教職員共済法の規定による私立学校教職員共済制度の加入者

六　健康保険法，船員保険法，国家公務員共済組合法（他の法律において準用する場合を含む。）又は地方公務員等共済組合法の規定による被扶養者。ただし，健康保険法第3条第2項の規定による日雇特例被保険者の同法の規定による被扶養者を除く。

七　健康保険法第126条の規定により日雇特例被保険者手帳の交付を受け，その手帳に健康保険印紙をはり付けるべき余白がなくなるに至るまでの間にある者及び同法の規定によるその者の被扶養者。ただし，同法第3条第2項ただし書の規定による承認を受けて同項の規定による日雇特例被保険者とならない期間内にある者及び同法第126条第3項の規定により当該日雇特例被保険者手帳を返納した者並びに同法の規定によるその者の被扶養者を除く。

2　被保険者

（1）被保険者

第9条　次の各号のいずれかに該当する者は，市町村又は特別区（以下単に「市町村」という。）が行う介護保険の被保険者とする。

一　市町村の区域内に住所を有する65歳以上の者（以下「第一号被保険者」という。）

二　市町村の区域内に住所を有する40歳以上65歳未満の医療保険加入者（以下「第二号被保険者」という。）

（2）資格取得の時期

第10条　前条の規定による当該市町村が行う介護保険の被保険者は，次の各号のいずれかに該当するに至った日から，その資格を取得する。

一　当該市町村の区域内に住所を有する医療保険加入者が40歳に達したとき。

二　40歳以上65歳未満の医療保険加入者又は65歳以上の者が当該市町村の区域内に住所を有するに至ったとき。

三　当該市町村の区域内に住所を有する40歳以上65歳未満の者が医療保険加入者となったとき。

四　当該市町村の区域内に住所を有する者（医療保険加入者を除く。）が65歳に達したとき。

（3）資格喪失の時期

> 第11条　第9条の規定による当該市町村が行う介護保険の被保険者は，当該市町村の区域内に住所を有しなくなった日の翌日から，その資格を喪失する。ただし，当該市町村の区域内に住所を有しなくなった日に他の市町村の区域内に住所を有するに至ったときは，その日から，その資格を喪失する。
>
> 2　第二号被保険者は，医療保険加入者でなくなった日から，その資格を喪失する。

（4）届 出 等

> 第12条　第一号被保険者は，厚生労働省令で定めるところにより，被保険者の資格の取得及び喪失に関する事項その他必要な事項を市町村に届け出なければならない。ただし，第10条第4号に該当するに至ったことにより被保険者の資格を取得した場合（厚生労働省令で定める場合を除く。）については，この限りでない。
>
> 2　第一号被保険者の属する世帯の世帯主は，その世帯に属する第一号被保険者に代わって，当該第一号被保険者に係る前項の規定による届出をすることができる。
>
> 3　被保険者は，市町村に対し，当該被保険者に係る被保険者証の交付を求めることができる。
>
> 4　被保険者は，その資格を喪失したときは，厚生労働省令で定めるところにより，速やかに，被保険者証を返還しなければならない。
>
> 5　住民基本台帳法（昭和42年法律第81号）第22条から第24条まで，第25条，第30条の46又は第30条の47の規定による届出があったとき（当該届出に係る書面に同法第28条の3の規定による付記がされたときに限る。）は，その届出と同一の事由に基づく第1項本文の規定による届出があったものとみなす。
>
> 6　前各項に規定するもののほか，被保険者に関する届出及び被保険者証に関して必要な事項は，厚生労働省令で定める。

（5）介護保険施設等に入所または入居中の被保険者の特例

> 第13条　次に掲げる施設（以下「住所地特例対象施設」という。）に入所又は入

居（以下「入所等」という。）をすることにより当該住所地特例対象施設の所在する場所に住所を変更したと認められる被保険者（第3号に掲げる施設に入所することにより当該施設の所在する場所に住所を変更したと認められる被保険者にあっては，老人福祉法第11条第1項第1号の規定による入所措置がとられた者に限る。以下この項及び次項において「住所地特例対象被保険者」という。）であって，当該住所地特例対象施設に入所等をした際他の市町村（当該住所地特例対象施設が所在する市町村以外の市町村をいう。）の区域内に住所を有していたと認められるものは，第9条の規定にかかわらず，当該他の市町村が行う介護保険の被保険者とする。ただし，二以上の住所地特例対象施設に継続して入所等をしている住所地特例対象被保険者であって，現に入所等をしている住所地特例対象施設（以下この項及び次項において「現入所施設」という。）に入所等をする直前に入所等をしていた住所地特例対象施設（以下この項において「直前入所施設」という。）及び現入所施設のそれぞれに入所等をすることにより直前入所施設及び現入所施設のそれぞれの所在する場所に順次住所を変更したと認められるもの（次項において「特定継続入所被保険者」という。）については，この限りでない。

一　介護保険施設

二　特定施設

三　老人福祉法第20条の4に規定する養護老人ホーム

2　特定継続入所被保険者のうち，次の各号に掲げるものは，第9条の規定にかかわらず，当該各号に定める市町村が行う介護保険の被保険者とする。

一　継続して入所等をしている二以上の住所地特例対象施設のそれぞれに入所等をすることによりそれぞれの住所地特例対象施設の所在する場所に順次住所を変更したと認められる住所地特例対象被保険者であって，当該二以上の住所地特例対象施設のうち最初の住所地特例対象施設に入所等をした際他の市町村（現入所施設が所在する市町村以外の市町村をいう。）の区域内に住所を有していたと認められるもの　当該他の市町村

二　継続して入所等をしている二以上の住所地特例対象施設のうち一の住所地特例対象施設から継続して他の住所地特例対象施設に入所等をすること（以下この号において「継続入所等」という。）により当該一の住所地特例対象施設の所在する場所以外の場所から当該他の住所地特例対象施設の所在する場所への住所の変更（以下この号において「特定住所変更」という。）を行ったと認められる住所地特例対象被保険者であって，最後に行った特定住所変更に係る継続入所等の際他の市町村（現入所施設が所在する市町村以外の市町村をいう。）の区域内に住所を有していたと認められるもの　当該他の市町村

3　第1項の規定により同項に規定する当該他の市町村が行う介護保険の被保険者とされた者又は前項の規定により同項各号に定める当該他の市町村が行う介護保険の被保険者とされた者（以下「住所地特例適用被保険者」という。）が入所等をしている住所地特例対象施設は，当該住所地特例対象施設の所在する市町村（以下「施設所在市町村」という。）及び当該住所地特例適用被保険者に対し介護保険を行う市町村に，必要な協力をしなければならない。

Chapter 12 介護保険制度の利用

介護保険サービスの利用 ①

1 介護保険サービス利用の要件

（1）利用対象者

　　介護保険サービスの利用は，医療保険とは大きく異なるところがある。医療保険では，保険料を納めている者はいつでも被保険者証を提示すれば医療サービスを利用することが原則として可能であるが，介護保険には多くの制限がある。

　　まず，サービスを利用する前提として，①年齢が40歳以上であること，かつ②心身の状態が要介護状態または要支援状態として認定されている者，であることが必須の条件である。さらに，**第二号被保険者**に関しては，要介護状態，要支援状態の発生原因が**特定疾病**によるものでなければならないという要件がある（表12－1）。

（2）サービス利用料の算定

　　居宅サービスと施設サービスでは少し方針が異なる。**施設サービス**では医療機関と違い，診療報酬は出来高が主流であるが，介護報酬は包括が主流である。**居宅サービス**では医療サービスと異なる大きな特徴がある。原則として利用月の前月にケアプランを作成し，その計画をもとにサービスが行われる。いわゆる予約制である。また，利用金額も要介護等によって上限が決められている。その金額の中で希望するサービスをケアマネジャー（介護支援専門員）と相談しなければならない。

表12－1　第二号被保険者（40～46歳）が介護保険サービスを利用できる特定疾患

1．がん（医師が一般に認められている医学的知見に基づき回復の見込みがない状態に至ったと判断したものに限る。）	8．脊髄小脳変性症
	9．脊柱管狭窄症
2．関節リウマチ	10．早老症
3．筋萎縮性側索硬化症	11．多系統萎縮症
4．後縦靱帯骨化症	12．糖尿病性神経障害，糖尿病性腎症および糖尿病性網膜症
5．骨折を伴う骨粗鬆症	13．脳血管疾患
6．初老期における認知症	14．閉塞性動脈硬化症
	15．慢性閉塞性肺疾患
7．進行性核上性麻痺，大脳皮質基底核変性症およびパーキンソン病	16．両側の膝関節又は股関節に著しい変形を伴う変形性関節症

2 要介護（要支援）認定

要介護（要支援）認定の流れを図12 − 1に示した。

要介護（要支援）認定の申請

申請書と被保険者証を，保険者である
市町村に提出し申請する。

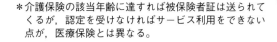
*介護保険の該当年齢に達すれば被保険者証は送られて
くるが，認定を受けなければサービス利用をできない
点が，医療保険とは異なる。

認定調査

申請を受けた市町村は，認定調査員として
職員を派遣し訪問面接調査を行う。

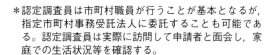
*認定調査員は市町村職員が行うことが基本となるが，
指定市町村事務受託法人に委託することも可能であ
る。認定調査員は実際に訪問して申請者と面会し，家
庭での生活状況等を確認する。

一次判定

認定調査票の基本調査項目に沿って
認定調査員が行う。

*項目はADLやIADL，認知症の状態について確認す
るものである。訪問調査終了後，結果をコンピュータ
入力し，要介護認定等基準時間を基礎とした一次判定
が行われる。

主治医意見書

申請を受けた市町村は，申請者に対して
主治医の意見書の提出を求める。

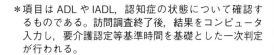
*この意見書では傷病に関する項目や心身の状態に関す
る意見，生活機能に関する項目などがあり，医師はそ
の項目ごとに作成していく。

介護認定審査会による二次判定

一次判定の結果と主治医の意見書を
介護認定審査会に提出し，二次判定を受ける。

*ここでの判定は一次判定を基礎としながら行うが，認
定調査票の特記事項や主治医意見書に記載されている
医師の意見などに基づき，国が定める認定基準に照ら
して審査判定を行う。このとき一次判定よりも軽いレ
ベルや重いレベルに判定されることもある。

保険者による要介護（要支援）認定

市町村は，介護認定審査会による審査判定
結果を受けて認定し，申請した被保険者に
その結果を通知する。

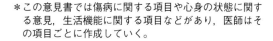
*この認定は申請日より有効となる。最終的にこの認定
通知が届くまでには申請日より30日以内に行わなけ
ればならないこととなっている。

図12 − 1　要介護（要支援）認定申請から認定までの流れ

居宅サービスの利用 ②

1 居宅サービスの利用手順

居宅サービスの利用の手順を，図12－2に示した。事前にケアプランによるサービスの調整が行われること，支給限度額の上限が定められている，といった特徴がある。

①利用者とその家族が介護サービスを利用したいとき，**居宅介護支援事業者**にどのようなサービスがあるのか，どのようなサービスが必要かなどを事前に相談する。

②利用者とその家族，居宅介護支援事業者と**ケアマネジャー**との三者でサービス内容を協議する。

③ケアマネジャーは**ケアプラン**を作成し，その内容などを利用者とその家族に説明する。

④利用者とその家族が，ケアプランを了承し確認する。原則的には利用月の前月に確認する。

⑤ケアマネジャーから事業所に，ケアプランにしたがったサービス内容を指示し，日程調整等を行う。居宅介護支援事業者（事業所の相談員等）から，必要に応じて利用者の状況確認を行うこともある。

⑥ケアプランに従った介護支援サービスを実施する。

⑦サービスにかかった費用のうち，利用者負担分（原則的に1割）の支払いをする。

⑧実際に行ったサービス内容，日程等の報告をする。

2 居宅サービスの種類

居宅サービスには11の種類がある（介護保険法第8条1項）。これらのサービスを行うには**指定居宅サービス事業者**の指定（特例を除き都道府県知事による）が必要である。

（1）訪問介護

訪問介護員（ホームヘルパー）や介護福祉士が，実際に利用者宅を訪問し，身体介護や生活援助を行う。算定は時間単位で行われる。

この訪問介護は利用者のために行われるので，家族への生活援助（家族の食事の用意，家族の洗濯，利用者の居室以外の清掃など）は認められない。また，利用者が通院等が困難な場合，訪問介護員や介護福祉士が自ら運転する車に乗車・降車の介助を行った場合も算定できる。

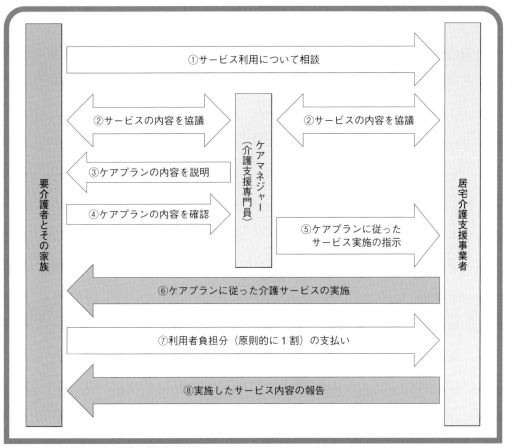

図12－2　居宅サービス利用の手順

（2）訪問入浴介護

　　看護職員1名と介護職員2名（原則）が訪問し，訪問入浴車で利用者を入浴させた場合に算定できる。自宅の入浴施設を利用した場合は前項の訪問介護による算定となる。

　　また，当日利用者の体調により入浴ができず，部分浴（洗髪，足浴など）や清拭を行った場合も算定できる（ただし所定単位数から減算）。算定については，時間ではなく1回の訪問に対して算定する。

（3）訪問看護

　　通院が困難な利用者に対して，主治医の指示と訪問看護計画書により訪問し，看護を行った場合に算定する。訪問看護となっているが，訪問看護を算定できる職種として（条件は満たすものとする）保健師，看護師，准看護師，理学療法士，作業療法士，言語聴覚士がある。

　　訪問看護を行う事業所を訪問看護ステーションという。**指定訪問看護ステーション**（病院，診療所併設型以外）と**病院・診療所併設型**とがあり，場所に応じて所定単位数が違

うので注意が必要である。

（4）訪問リハビリテーション

通院が困難な利用者に対して計画的な医学的管理を行っている医師の指示に基づき，訪問してリハビリテーションを行った場合に算定できる。このときの算定は，時間に関係なく1回につき算定する。

（5）居宅療養管理指導

通院が困難な利用者に対して訪問し，利用者やその家族に対して居宅サービスを利用するうえでの留意点等について指導や助言を行った場合に算定できる。

算定できる職種は，医師または歯科医師，薬剤師，管理栄養士，歯科衛生士，看護職員であり，訪問回数の上限（1か月につき）は職種によって異なる。

（6）通所介護

利用者宅での個別のサービスではなく，事業所に利用者が訪問し，サービスを受けた場合に算定する。通称**デイサービス**と言われている。

ここでは生活の場を考え，余暇活動（趣味，レクリエーション）や入浴援助，食事介助を行っており，送迎サービスも提供されるところが多い。

（7）通所リハビリテーション

内容的には前項の通所介護と同様だが，リハビリテーションを目的に行われる。そのため，理学療法士か作業療法士が常勤している。通称**デイケア**と言われている。

（8）短期入所生活介護

利用者の家族が都合等により利用者の介護ができない場合などに，短期間施設に入所し，サービスを行った場合に算定する。通称では**ショートステイ**，**ショート**などとも言われる。サービスとしては，その施設に入所している人に対するサービスとほとんど変わりなく行われる。ただし，入所期間の上限があり，連続して30日以上は利用できない。特に特別養護老人ホームが行っている。

（9）短期入所療養介護

サービスの内容は，前項の短期入所生活介護と変わりないが，提供施設は，介護老人保健施設や介護医療院，病院などの医療機関が多い。

（10）特定施設入居者生活介護

上記の施設サービスを行う施設以外（**特定施設**）に入所し，サービスを利用した場合

に算定する。施設に入所・サービスを受ける場合に算定されるわけであるが，サービスの種類としては居宅サービスである。

（11）福祉用具貸与および特定福祉用具販売

　　福祉用具貸与は，購入が困難なためなどの理由により，福祉用具のレンタルを受けた場合に算定する。レンタル用具の種類は決められており，すべての用具が貸与されるとは限らない。また，利用者の状態（要介護度）によっては貸与できない物もあり，ある条件に達する（施設への入所等）と貸与ができない場合もある。

　　特定福祉用具販売は，福祉用具のうち入浴・排せつのためのものなどの販売を行う。

3 居宅介護支援サービス

　　利用者のニーズに合わせてケアマネジャーが**居宅サービス計画**（ケアプラン）を作り，各種サービス事業者などと調整を行うものである。また，都道府県知事の指定が必要である。ケアプランの作成については，1人のケアマネジャーが作成する上限などの規定もある。

4 地域密着型サービス

　　認知症ケアの充実を図るものであり，**通い，訪問，泊まり**を組み合わせて提供するサービスであり，9種類ある（介護保険法第8条14項）。指定は，都道府県知事ではなく市町村長となるため，市町村の裁量で整備されるのが特徴である。表12 - 2に概要を示す。

5 介護予防サービス

　　介護予防サービスは，2006（平成18）年4月の介護保険制度改正に伴い新設された（8条の2）。高齢者ができる限り要介護状態にならないよう，また，状態の悪化を防ぐための生活機能の維持向上や改善を目的としたサービスである。①居宅サービス，②福祉用具貸与・販売，③施設サービス，④地域密着型サービスがある。対象者は，基本的に要支援1および2の状態の者である。表12 - 3に概要を示す。

表 12 - 2　地域密着型サービスの概要

サービス名	対象となる人の要介護・要支援度	サービス内容
定期巡回・随時対応型訪問介護看護	要介護 1〜5	日中および夜間を通じて，訪問介護員と訪問看護師が連携をとりつつ，要介護者の自宅を定期的に巡回する。入浴，排せつ，食事の介護などを提供する。24時間対応で，1日複数回の訪問も可能で，月額包括報酬となっている。
夜間対応型訪問介護	要介護 1〜5	日中の訪問介護とは異なり，夜間専用（夜10時から翌朝6時まで）で利用可能なサービスである。定期巡回または通報により，訪問介護員が利用者宅を訪問し，入浴，排せつ，食事の介護などを提供する。
地域密着型通所介護	要介護 1〜5	定員18人以下の小規模な通所介護事業所で，介護，日常生活の支援，機能訓練などのデイサービスを提供する。
認知症対応型通所介護	要介護 1〜5	利用対象者を認知症の診断がある人のみとし，定員が最大12人のデイサービスセンターで，介護，日常生活の支援，機能訓練などのデイサービスを提供する。
介護予防認知症対応型通所介護	要支援 1・2	
小規模多機能型居宅介護	要介護 1〜5	通所介護を中心に行うが，利用者の希望や選択に応じて訪問系サービスや泊りサービスを組み合わせて，柔軟に多機能なサービスを提供する。ただし，このサービスを利用している場合，訪問介護や通所介護等は利用できない。月額包括報酬となっている。
介護予防小規模多機能型居宅介護	要支援 1・2	
認知症対応型共同生活介護	要介護 1〜5	いわゆる高齢者グループホームで，認知症患者が1ユニット9名までの少人数で共同生活をしながら，入浴，排せつ，食事の介護などを提供する。
介護予防認知症対応型共同生活介護	要支援 2	
地域密着型特定施設入居者生活介護	要介護 1〜5	定員29人以下の介護付有料老人ホームなどに入居する高齢者に，介護，日常生活上の支援，機能訓練などを提供する。
地域密着型介護老人福祉施設入所者生活介護	要介護 1〜5	定員29人以下の特別養護老人ホームで，介護，日常生活上の支援，健康管理などを提供する。
複合型サービス（看護小規模多機能型居宅介護）	要介護 1〜5	小規模多機能型居宅介護の機能に訪問看護を追加したサービスを提供する。

出典：福岡県介護保険広域連合　https://www.fukuoka-kaigo.jp/outline/service/area_service.html
　　　横浜市 HP　https://www.city.yokohama.lg.jp/business/bunyabetsu/fukushi-kaigo/kaigo/shinsei/service/micchaku/zenpan.html

表12-3 介護予防サービスの概要

	サービス名	サービス内容
居宅サービス	介護予防 訪問入浴介護	巡回入浴車で居宅を訪問し，介護職員や看護職員が入浴の支援を行う。
	介護予防 訪問看護	指定訪問看護ステーションや病院などから看護師や保健師などの専門職が居宅を訪問し，主治医の指示に基づいた療養上の世話（褥瘡の手当てや点滴の管理など）や診療の補助を行う。
	介護予防 訪問リハビリテーション	リハビリテーションの専門職である理学療法士，作業療法士などが居宅を訪問し，心身機能の維持回復や日常生活の自立に向けたリハビリテーションを行う。
	介護予防 居宅療養管理指導	通院が困難な要支援者の居宅を，医師や薬剤師，栄養士，歯科医師・歯科衛生士などが訪問し，介護予防を目的とした薬の内服や食事の方法，歯科検診などの療養上の管理・指導を行う。
	介護予防福祉用具貸与 特定介護予防福祉用具販売	日常生活の自立を補助したり，家族の負担を軽減するために福祉用具（手すり，スロープ，歩行器，歩行補助杖，自動排せつ処理装置など）の貸出しを行う。入浴・排せつなどにかかわる特定用具は販売も行う。
施設サービス	介護予防 通所リハビリテーション （デイケア）	介護老人保健施設や病院・診療所などの施設で，介護予防を目的とした生活機能の維持向上のための機能訓練などを，日帰りで受けることができる。
	介護予防 短期入所生活介護 （ショートステイ）	介護する家族の身体的・精神的負担の軽減などを目的とし，高齢者介護福祉施設などに短期間入所して食事や入浴などの日常生活の支援や，機能訓練などを受けることができる。
	介護予防 短期入所療養介護	医療機関や介護老人保健施設などに短期間入所して，医師や看護職員，理学療法士などによる医療ケアや機能訓練，日常生活上の支援などを受けることができる。
	介護予防 特定施設入居者生活介護	介護保険の指定を受けた「有料老人ホーム」や「サービス付き高齢者向け住宅」などが，介護予防を目的として食事や入浴などの日常生活上の支援や機能訓練などを提供する。

＊地域密着型介護予防サービスについては、表12-2を参照。

施設サービスの利用 3

1 施設サービスの利用手順

施設サービスの利用の手順を図12-3に示す。

①入所希望の施設に直接，入所希望の旨を伝える（原則として直接申し込み）。

施設の担当者（相談員等）が，入所希望者の状況確認（ADL，既往歴等）を行う。

②入所判定会議が開催され，医師・看護師・介護職員などの施設の専門職種間で協議が行われる。この会議で入所が決定すると，入所することができる。

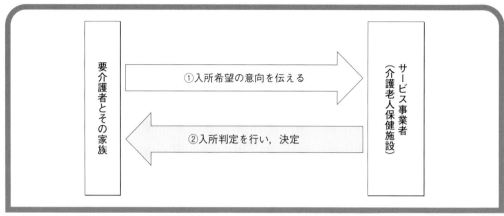

図12-3　施設サービスの利用手順

2　入所サービス

　　介護保険施設が行うサービスであり，3種類の施設がある。**介護老人福祉施設**と**介護療養型医療施設**は都道府県知事による指定，**介護医療院**と**介護老人保健施設**は都道府県知事による開設許可が必要である。なお，介護療養型医療施設は，2018（平成30）年4月の介護医療院の創設によって2024（令和6）年3月末をもって全面廃止になることが決定している。

　　これらの施設では「施設にて生活を行う」ことが前提となっている。集団で生活することから，各利用者へのサービスは同一のものを行っているように思われがちだが，常勤の介護支援専門員が利用者ごとのサービスプログラムを作成し実行するようになっており，実際には各利用者個別のサービスが行われている。

　　算定単位は「1日につき」となり，包括制が採用されている。

（1）介護福祉施設サービス

　　介護老人福祉施設（特別養護老人ホーム）に利用者が入所して受けるサービスである。利用者の特性として医療サービスをあまり必要としない人がほとんどであり，生活の場として利用されている。

　　現在は多床室（1室4人）から**ユニットケア**（全個室）型が多くなり，介護の方法も変化しつつある。ユニットケアでは食堂，談話室の設置が義務付けられており，できるだけ離床し，日中は談話室等で過ごせるようになっている。

（2）介護保健施設サービス

　　介護老人保健施設に利用者が入所して受けるサービスである。リハビリテーションが必要な人が多く入所しており，在宅復帰に向けてのリハビリテーションも多く行われて

いる。理学療法士などリハビリテーション専門職が人員基準に明記されているのが特徴である。

（3）介護療養施設サービス（経過措置として 2024 年 3 月末をもって全面廃止）

（4）介護医療院

介護医療院とは，2018 年 4 月に介護保険施設として新たに創設されたものである。2018 年 3 月末に経過措置の後廃止となることとなった介護療養型医療施設にかわり，要介護者を対象に，日常的な医学管理・看取りやターミナルケアなどの医療機能（長期療養のための医療）と，日常生活上の世話を行う生活施設としての機能を一体的に提供できる施設である。

その他サービス 4

ここでは，介護保険による住宅改修について述べる。

1 介護保険による住宅改修の種類

介護保険による住宅改修とは，要介護・要支援状態の者が在宅にて生活する際に，既存の住宅では安全性に不安があるときに住宅改修を行い，安全かつ快適な生活を送れるようにすることが目的である。玄関，寝室，廊下，浴室，トイレなどに実施する。
住宅改修の種類を表 12 - 4 に示す。

表 12 - 4　住宅改修の種類

種　類	内　容
手すりの取り付け	・廊下，トイレなどに設置。 ・主に転倒予防，移動などの目的に合わせて設置。
段差の解消	・各居室間の段差の解消。 ・浴室の床のかさ上げなど。
滑りの防止および移動の円滑化などのための床または通路面の材料の変更	・居室や浴室での滑り止め防止などを実施（現状よりも滑りにくい床材を使用）。
引き戸などへの扉の取替え	・開き戸を引き戸へ変更するなど。 ・ドアノブの変更も含まれる。
洋式便器などへの便器の取替え	・一般的には和式便器から洋式便器への変更のことを指す。
その他，住宅改修に付帯して必要となる改修	上記各項目の改修に付帯する工事（例えば，手すり取り付けのための壁の下地補強など）。

2 住宅改修の手順と支払限度基準額

　一般的な住宅改修の手順について，図12 − 4 に示した。

　支給限度基準額は20万円で，このうち保険給付分は9割（18万円），自己負担は1割となっている。

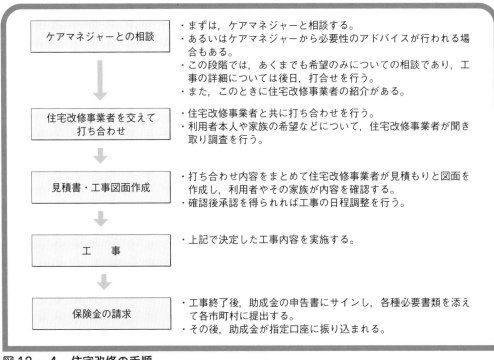

図 12 − 4　住宅改修の手順

索　引

〔執筆者および分担〕（執筆順）

出嶋陽介　関西国際大学
　　　　　滋慶医療科学大学（Introduction，第Ⅰ部）

安部正美　埼玉女子短期大学（第Ⅱ部）

澄川良一　大阪医療福祉専門学校（第Ⅲ部）

新 医療秘書実務シリーズ　5
社会福祉関連法規

2021 年（令和 3 年）10 月 15 日　初 版 発 行

編　者　医療秘書教育全国協議会
著　者　出　嶋　陽　介
　　　　安　部　正　美
　　　　澄　川　良　一
発行者　筑　紫　和　男
発行所　株式会社 建 帛 社
　　　　　　　　KENPAKUSHA

〒 112-0011　東京都文京区千石 4 丁目 2 番 15 号
　　　　　　　T E L　（03）3944-2611
　　　　　　　F A X　（03）3946-4377
　　　　　　　https://www.kenpakusha.co.jp/

ISBN 978-4-7679-3741-0　C3047　　　　　壮光舎印刷／常川製本
Ⓒ医療秘書教育全国協議会，2021.　　　　Printed in Japan
（定価はカバーに表示してあります）